Stefan Prüller

Zu Risiken und Nebenwirkungen:

Konsumentenberichte über unerwünschte Arzneimittelwirkungen als Chance für Krankenkassen

SCHRIFTENREIHE MASTERSTUDIENGANG CONSUMER HEALTH CARE

herausgegeben von Prof. Dr. Marion Schaefer

ISSN 1869-6627

3 *Ansgar Muhle*
Deutsche Gesundheitsportale im Netz
Kritische Einschätzung anhand der gängigen Qualitätssiegel
ISBN 978-3-8382-0086-6

4 *Elizabeth Storz*
Psychopharmakamarkt in Deutschland
Eine Untersuchung zu den Strukturveränderungen
durch das Arzneiversorgungs-Wirtschaftlichkeitsgesetz (AVWG)
ISBN 978-3-8382-0109-2

5 *Ursula Sellerberg*
Heilpflanzen-Datenbanken im Internet
Eine kritische Untersuchung anhand verbraucherrelevanter Kriterien
ISBN 978-3-8382-0092-7

6 *Rüdiger Kolbeck*
Arzneimittelfälschungen auf globaler und nationaler Ebene
Eine Studie über das Problembewusstsein bei Patienten und Experten
ISBN 978-3-8382-0155-9

7 *Silke Lauterbach*
Das diabetische Fußsyndrom
Ein Ratgeber zur Identifizierung von Risikopatienten in der Apotheke
ISBN 978-3-8382-0182-5

8 *Judith Rommerskirchen*
Die Arzneimittelrabattverträge der gesetzlichen Krankenversicherungen
Eine Studie über Probleme bei ihrer Umsetzung an der Schnittstelle von Arzt und Apotheker
ISBN 978-3-8382-0253-2

9 *Verena Purrucker*
Möglichkeiten und Grenzen von Franchisesystemen in der zahnärztlichen Versorgung in Deutschland
ISBN 978-3-8382-0186-3

10 *Stefan Prüller*
Zu Risiken und Nebenwirkungen:
Konsumentenberichte über unerwünschte Arzneimittelwirkungen als Chance für Krankenkassen
ISBN 978-3-8382-0318-8

Stefan Prüller

ZU RISIKEN UND NEBENWIRKUNGEN:
Konsumentenberichte über unerwünschte Arzneimittelwirkungen als Chance für Krankenkassen

ibidem-Verlag
Stuttgart

Bibliografische Information der Deutschen Nationalbibliothek
Die Deutsche Nationalbibliothek verzeichnet diese Publikation in der Deutschen Nationalbibliografie; detaillierte bibliografische Daten sind im Internet über http://dnb.d-nb.de abrufbar.

Bibliographic information published by the Deutsche Nationalbibliothek
Die Deutsche Nationalbibliothek lists this publication in the Deutsche Nationalbibliografie; detailed bibliographic data are available in the Internet at http://dnb.d-nb.de.

∞

Gedruckt auf alterungsbeständigem, säurefreien Papier
Printed on acid-free paper

ISSN: 1869-6627

ISBN-13: 978-3-8382-0318-8

Printed in Germany

Inhaltsverzeichnis

* Anmerkung: Originaltitel der Masterarbeit "Konsumentenberichte über unerwünschte Arzneimittelwirkungen als Chance für Krankenkassen".

Abkürzungsverzeichnis

ABDA	Bundesvereinigung Deutscher Apothekerverbände
AkdÄ	Arzneimittelkommission der Ärzte
AMG	Arzneimittelgesetz
AMK	Arzneimittelkommission der Apotheker
AMNOG	Arzneimittelmarktneuordnungsgesetz
AMTS	Arzneimitteltherapiesicherheit
AOK(n)	Allgemeine Ortskrankenkasse(n)
BfArM	Bundesinstitut für Arzneimittel und Medizinprodukte
BGA	Bundesgesundheitsamt
BMG	Bundesministerium für Gesundheit
BVL	Bundesamt für Verbraucherschutz und Lebensmittelsicherheit
BZgA	Bundeszentrale für gesundheitliche Aufklärung
DAK	Deutsche Angestellten Krankenkasse
DKG	Deutsche Krankenhausgesellschaft
DMA	Danish Medicines Agency
DTCA	Direct-to-consumer advertising
DTCI	Direct-to-consumer communication
EMA	European Medicines Agency (seit 26. Februar 2010)
EMEA	European Medicines Agency
EWG	Europäische Wirtschaftsgemeinschaft
GKV	Gesetzliche Krankenversicherung
GKV-FinG	GKV - Finanzierungsgesetz
GKV-WSG	GKV – Wettbewerbsstärkungsgesetz
GSG	Gesundheitsstrukturgesetz

HAI	Health Action International
HWG	Heilmittelwerbegesetz
ICH	International Conference on Harmonisation
IVM	Instituut voor verantwoord Medicijngebruik
KBV	Kassenärztliche Bundesvereinigung
KILEN	Konsumentenföreningen Läkemedel och Hälsa
LAREB	Landelijke Registratie en Evaluatie van Bijwerkingen
MDR	Mitteldeutscher Rundfunk
MHRA	Medicines and Healthcare products Regulatory Agency
OTC	Over the counter (rezeptfreie Selbstmedikation)
PatBeteiligungsV	Patientenbeteiligungsverordnung
PEI	Paul-Ehrlich-Institut
PSUR	Periodic Safety Update Report
RKI	Robert Koch-Institut
SGB IV	Viertes Sozialgesetzbuch
SGB V	Fünftes Sozialgesetzbuch
UAW	Unerwünschte Arzneimittelwirkung
UMC	Uppsala Monitoring Centre
UMIT	University for Health Sciences, Medical Information and Technology
vzbv	Verbraucherzentrale Bundesverband
WHO	World Health Organisation
WIdO	Wissenschaftliches Institut der AOK
ZLG	Zentralstelle der Länder für Gesundheitsschutz bei Arzneimitteln und Medizinprodukten

0 Zusammenfassung

Die Pharmakovigilanzrichtlinie 2010/84/EC stellt die überfällige aktive Einbeziehung der Konsumenten in die Erfassung und Meldung unerwünschter Arzneimittelwirkungen auf eine gesetzliche Grundlage. Diese grundlegende EU-weite Änderung erfordert auch eine Neugestaltung der nationalen Pharmakovigilanz-Systeme, da Meldungen zu Nebenwirkungen im Wesentlichen durch Angehörige der Gesundheitsberufe erfolgten.

Ein Vergleich internationaler Pharmakovigilanz-Systeme zeigt, dass einige Länder die Konsumenten in Meldungen von unerwünschten Arzneimittelwirkungen schon einbeziehen. In Deutschland ist das Pharmakovigilanz-System noch relativ konsumentenfern ausgerichtet und wird erheblich verändert müssen. Auf der anderen Seite finden sich im Internet bereits einige Portale, die Konsumenten die Möglichkeit zur Meldung von Nebenwirkungen bieten. Wie und ob diese Informationen in das Pharmakovigilanz-System einfließen ist nicht geklärt, wobei dort bislang auch keine fachliche Plausibilitätsprüfung mit Rückfrage beim Meldenden möglich ist. Es wäre zu überlegen, Krankenkassen in das nationale Pharmakovigilanz-System einzubinden.

Um den Stellenwert der Krankenkasse bei ihren Kunden zu untersuchen, wurde eine Online-Befragung von 1.003 Versicherten der BARMER GEK, der mit 8,6 Millionen Versicherten aktuell größten deutschen Krankenkasse, zu Fragen des Informationsverhaltens, der Perzeption und des Umgangs mit Arzneimittelerfahrungen durchgeführt.

Das Internet spielt eine wichtige Rolle in der Informationsbeschaffung zu Arzneimitteln. Der Internetauftritt der BARMER GEK wird von über 20 Prozent der Befragten zu Arzneimittelinformationszwecken genutzt und fast 70 Prozent würden umfassendere Informationen über Arzneimittel und deren Anwendung begrüßen.

Die Nutzung des Internets ist keine Domäne der jüngeren Generation. Ein Angebot zur Arzneimittelinformation ist attraktiv für Frauen und Personen über 46 Jahren. Die Befragung bestätigt damit Ergebnisse von Studien zur Internetnutzung und der geschlechterdifferenzierten Informationssuche. Der Beipackzettel stellt neben der Information des Arztes zu Arzneimitteln eine wichtige ergänzende Informationsquelle dar.

Die Online-Befragung zeigt mit über 70 Prozent positiver Einstellung ein großes Interesse und die Bereitschaft der Konsumenten, Erfahrungen zu Arzneimitteln zu melden, wenn es ein solches Angebot im Internet-Auftritt der Krankenkasse gäbe. Auf der anderen Seite belegen die Ergebnisse, dass die Befragten der bisherigen Struktur im Pharmakovigilanz-System verhaftet sind und Erfahrungen zu Arzneimitteln überwiegend ihren Ärzten berichten oder berichten würden. Zu den wesentlichen berichtenswerten Erfahrungen gehören Lesbarkeit und Verständnis der Packungsbeilage, unerwünschte Nebenwirkungen und Austausch eines Arzneimittels durch die Apotheke.

Die Umsetzung eines internetgestützten Portals zur Meldung von unerwünschten Arzneimittelwirkungen durch die Kassen kann nicht zuletzt als Chance für die Krankenkasse zur Differenzierung im Wettbewerb um Versicherte verstanden werden.

Es ist aber auch ein starkes Argument, dass der deutsche Gesetzgeber das Potenzial der Krankenkasse als konsumentenorientierte und brückenbildende Institution für die Entwicklung des Pharmakovigilanz-Systems nutzt.

0.1 Abstract

The Pharmacovigilance Directive 2010/84/EC demands an active involvement of consumers in the collection and reporting of adverse drug reactions (ADRs). This basic EU-wide change has to be adapted by the national pharmacovigilance-systems, as so far reports of adverse drug reactions were only submitted by health professionals.

A comparison of international pharmacovigilance-systems shows that some countries have already involved consumers into the reporting adverse drug effects. In Germany the pharmacovigilance-system is currently less consumer-oriented and has to be adapted accordingly. On the other hand there are some web portals already offering consumers the opportunity to report ADRs. However, there is no possibility to check the reported events by a health care professional. The information collected via these web sites do not contribute to the national pharmacovigilance-system. To improve direct consumer reporting of ADRs the role of health insurance companies is to be discussed.

To explore the expectations of health insurance customers an online survey of 1.003 insured persons of BARMER GEK - with 8.6 million insured persons currently Germany's largest health insurance - , was carried out with a focus on information seeking behavior, perceptions and previous drug experiences.

The internet plays an important role for patients in obtaining information about drugs. The website of the BARMER GEK is used by over 20 percent of respondents to search for information concerning health and medicines and almost 70 percent said they would welcome more comprehensive information about medicines and their use.

The use of the internet is not a domain of the younger generation. An offer to provide drug information is also attractive to women and people over 46 years. The survey confirms the results of studies on internet use and gender differences in information seeking. The package leaflet is an important complementary source of information about drugs, too.

The online survey shows that over 70 percent of the respondents have a positive attitude and great interest and willingness to report about their experience using medicines, if such an offer would be provided by the health insurance company via an internet platform. On the other hand, the results also reveal that respondents are still clinging to the previous structure of the pharmacovigilance-system and would report adverse drug reactions preferably to health care professionals.

The implementation of a web-based portal for reporting ADRs by the health insurance company can be seen as a chance in the competition for customers.

There is also a strong argument that the German legislation should uses the potential of health insurance companies as a consumer-oriented and bridge-building institution for the development of the pharmacovigilance-system.

1 Einleitung

Die Beurteilung des Risikos eines Arzneimittels für die Gesundheit von Menschen ist eine kontinuierliche Aufgabe und Herausforderung, die den gesamten Lebenszyklus eines Arzneimittels begleitet, und deshalb zu keinem Zeitpunkt als abgeschlossen angesehen werden kann. Generell wird das Anwendungsrisiko anhand der Häufigkeit, des Spektrums und des Schweregrades von unerwünschten Arzneimittelwirkungen (UAW) in Relation zum Nutzen eines Arzneimittels beurteilt. Regulatorisch werden deshalb hohe qualitative Ansprüche an Meldungen zu Nebenwirkungen von Arzneimitteln gestellt. Dies ist verständlich, wenn man bedenkt, dass dem Inhaber einer Erlaubnis zum Inverkehrbringen bei nachweislicher Gefährdung der Gesundheit bei Anwendung des Arzneimittels unter den zugelassenen Bedingungen eine für ihn wirtschaftlich bedeutsame Konsequenz auferlegt werden kann, beispielsweise die Rücknahme oder das Ruhen der Erlaubnis zum Inverkehrbringen oder eine Überarbeitung der Packungsbeilage.

Neben der gesetzlich vorgeschriebenen und behördlich institutionalisierten Pharmakovigilanz gibt es individuelle Erfahrungen bei der Anwendung eines Arzneimittels, die über das Risikoprofil eines Arzneimittels hinausgehende Informationen liefern können, zur Beantwortung praktischer Fragen des Konsumenten beitragen und die Arzneimitteltherapiesicherheit, die sich im Kern der Vermeidung von Medikationsfehlern widmet, unterstützen.[1] In Laiensprache verfasste Erfahrungsberichte über die konkrete Arzneimittelanwendung von Konsumenten für Konsumenten, wie sie auf einigen Gesundheitsportalen angeboten werden, können überdies Signale für die Pharmakovigilanz liefern. Zu berichtenswerten Erfahrungen zählen beispielsweise Probleme bei der Anwendung konkreter Darreichungsformen, die individuelle Wirksamkeit, die Verständlichkeit des Beipackzettels, aber auch die Verfügbarkeit von Arzneimitteln. Diese eher praktischen Fragen ergeben sich ebenso wie seltene UAW erst bei der breiten Anwendung von Arzneimitteln. Sie können allerdings auch aus einem Informationsdefizit oder Verständnisproblemen beim Anwender resultieren. Für die Kommunikation von Pharmakovigilanz-Meldungen und Erfahrungsberichten bedarf es daher einer geeigneten Infrastruktur und einer fachlichen Vorbewertung.

Die durch die Pharmakovigilanz-Richtlinie 2010/84/EC vom 20. Januar 2011 in Gang gesetzte Entwicklung soll dazu beitragen, die Arzneimitteltherapie durch eine möglichst umfassende Information rationaler und sicherer zu machen. Im Zuge der nationalen Umsetzung dieser Richtlinie besteht eine Chance zur Einbeziehung von Krankenkassen in die Pharmakovigilanz durch den deutschen Gesetzgeber.

Krankenkassen sind durch ihren gesetzlichen Auftrag und ihre Organisation ein Bindeglied zwischen Behörden und Konsumenten und im Zuge regelmäßiger Organisationsreformen kundenorientierte Dienstleistungsunternehmen geworden. Es erscheint daher naheliegend, Krankenkassen mit gesetzlicher Legitimation in das Pharmakovigilanz-System einzubeziehen. Aber selbst ohne die gesetzliche Legitimation einer Mitwirkung haben Krankenkassen ein ausreichendes Handlungsmandat zur Information über Arzneimittel und deren sichere Anwendung gegenüber ihren Versicherten.

Bei einem grundsätzlich weitgehend gleichen Leistungsumfang der verschiedenen Krankenkassen entscheiden nicht zuletzt Kriterien wie Satzungsleistung, Zusatzbeitrag und Servicequalität, bei welcher Krankenkasse sich ein Versicherungsberechtigter in der GKV versichert. Ein verstärktes Engagement für Pharmakovigilanz und Arzneimitteltherapiesicherheit im Sinne einer umfassenden Arzneimittelinformationsstrategie kann deshalb auch aus marketingstrategischer Überlegung ein positives Differenzierungsmerkmal im Wettbewerb unter Krankenkassen darstellen und gleichzeitig aus fachlicher Sicht die Arzneimitteltherapiesicherheit bei den Versicherten verbessern.

2 Ziel und Aufgabenstellung

Mit der vorliegenden Arbeit soll zunächst das Informationsverhalten von volljährigen Versicherten der BARMER GEK über Arzneimittel, deren Perzeption von Arzneimittelerfahrungen sowie Umgang mit Arzneimittelerfahrungen und den diesbezüglichen Stellenwert der Krankenkasse bei ihren Kunden untersucht werden. Die BARMER GEK ist mit 8,6 Millionen Versicherten die größte Krankenkasse in Deutschland. Aus der Untersuchung sollen primär Erkenntnisse für kasseninterne Entscheidungen, z.B. ob ein Informationsangebot zur Anwendung von Arzneimitteln und speziell das Angebot eines Erfahrungsaustauschs über Arzneimitteln unter Konsumenten im Internetauftritt der Krankenkasse für Versicherte interessant ist und überdies eine Aussicht auf Nutzung des Angebotes besteht, gewonnen werden. Im Falle eines positiven Ergebnisses könnte dies zur Diskussion über die Einbindung von Krankenkassen in die Pharmakovigilanz von Seiten des Gesetzgebers und in die AMTS von Seiten des federführenden BMG beitragen oder anregen.

3 Material und Methode

Im Zeitraum vom 27. November 2010 bis 30. November 2010 wurde eine Online-Befragung in einem Gesundheitspanel durchgeführt, in dem 65.000 Teilnehmer für Online-Befragungen zur Verfügung standen, die nach bestimmten Kriterien vorselektiert werden können. Bei der Befragung wurden nur Panel-Teilnehmer eingeschlossen, die sich als Versicherte der BARMER GEK im Gesundheitspanel angemeldet haben. Die Ergebnisse basieren auf einer Stichprobe von 1.003 Personen, deren Alter im Mittelwert 39 Jahre betrug. Die detaillierte soziodemographische Beschreibung erfolgt im Ergebnisteil.

Der Fragebogen zum Informationsverhalten über Arzneimittel war in vier thematische Blöcke eingeteilt und umfasste 19 Fragen. Technisch bedingt wird die Begrüßung zur Befragung als erste Frage gezählt und die tatsächlich erste Frage mit „2“ nummeriert, so dass der Fragebogen 20 Fragen ausweist. Die Fragen 2 – 6 erheben Daten zur sozio-demographischen Beschreibung der Stichprobe. Mit den Fragen 7 – 10 werden Daten zum Arzneimittelkonsum und zum Umgang mit der Packungsbeilage erhoben. Die Fragen 11 – 14 erfassen Angaben zur Nutzung des Internets als Informationsquelle zum Thema Arzneimittel. Aspekte der Pharmakovigilanz und Erfahrungsberichte werden mit den Fragen 15 – 20 abgedeckt. Die Datenauswertung erfolgte mit MS-Excel und SPSS.

4 Risikobewertung von Arzneimitteln

Das Jahr 1976 hat eine besondere Bedeutung für den Verbraucherschutz in Deutschland. In diesem Jahr wurde das Arzneimittelgesetz von 1961 durch ein neues Gesetz abgelöst. Mit dem neuen Arzneimittelgesetz wurde der Nachweis von Qualität, Wirksamkeit und Unbedenklichkeit verbindlich, ehe die Zulassungsbehörde, zu dieser Zeit noch das BGA, die Zulassung für das Arzneimittel erteilte. Zuvor wurden Arzneimittel lediglich registriert, wobei nach dem Zwischenfall mit Thalidomid-haltigen Arzneimitteln zunehmend Nachweise zur Risikobewertung eines neuen Wirkstoffs gefordert wurden. Thalidomid wurde ab 1957 als Schlaf- und Beruhigungsmittel verkauft und war ohne Rezept erhältlich. Da das Arzneimittel auch gegen die morgendliche Übelkeit in der Schwangerschaft half und die damit verbundenen schwerwiegenden Risiken zu diesem Zeitpunkt nicht bekannt waren, wurde es den Barbiturat-haltigen Schlafmitteln vorgezogen und vielfach auch Schwangeren verkauft. Wenige Zeit nach dem breiten Gebrauch des Arzneimittels traten gehäuft kongenitale Fehlbildungen auf. Der Verdacht des Zusammenhangs zwischen dem Gebrauch von Thalidomid in der Schwangerschaft und den Missbildungen bei Neugeborenen erhärtete sich zunehmend, bis schließlich der ursächliche Zusammenhang wissenschaftlich belegt werden konnte. Im Jahr 1961 wurde das Thalidomid-haltige Arzneimittel nach längeren Auseinandersetzungen vom Hersteller in Deutschland vom Markt genommen.

Anders als in Deutschland war in den Vereinigten Staaten von Amerika bereits im Jahr 1938 mit dem Food, Drug and Cosmetic Act der Sicherheitsnachweis für die Zulassung eines neuen Mittels durch die US-amerikanische Arzneimittelzulassungsbehörde FDA gesetzlich verpflichtend. Anstoß war auch hier ein Medikamentenskandal, bei dem in Folge der Verwendung eines ungeeigneten und toxischen Lösungsmittels 107 Menschen starben. Im Jahr 1962 wurde dieses Gesetz mit den Kefauver-Harris-Amendments um die Forderung nach einem Nachweis der Unbedenklichkeit und Wirksamkeit erweitert. Auch hier war die menschliche Tragödie durch die Anwendung von Thalidomid der auslösende Faktor.[2]

Nach dem Thalidomid-Skandal legte die WHO ihr „International Drug Monitoring Programme" auf. Seit dem Jahr 1978 ist das Uppsala Monitoring Centre (UMC) die unabhängige Einrichtung der WHO, die sich mit der Erfassung und dem wissenschaftlichen Umgang weltweit gemeldeter Berichte zu Arzneimittelrisiken beschäftigt, wobei sich in den letzten Jahren die enge Sichtweise von den unerwünschten Arzneimittelwirkungen bei bestimmungsgemäßen Gebrauch auch auf andere arzneimittelbezogene Probleme für die Sicherheit von Patienten und den sicheren und effektiven Einsatz von Arzneimitteln erweitert hat.[3] So schreiben die führenden UMC Mitarbeiter Edwards und Lindquist im Jahr 2010 im Editorial zur Zeitschrift „Drug Safety", dass auch Signale von systematischen Medikationsfehlern, Überdosierungen, der Anwendung von gefälschten Arzneimitteln und unerwarteten Ereignissen im Zusammenhang mit Arzneimittelwechselwirkungen in der Pharmakovigilanz zu berücksichtigen sind und nicht ignoriert werden sollten.[4]

Vorschriften zur Arzneimittelzulassung haben den Schutz der öffentlichen Gesundheit zum Hauptziel und stehen im regelmäßigen Konflikt mit unternehmerischen Rechten, die nicht grundlos eingeschränkt werden dürfen. Eine schnelle, transparente und sachgerechte Arzneimittelzulassung ist essenziell für pharmazeutische Unternehmen, die weltweit im Wettbewerb stehen. Auf der anderen Seite verschlechtern niedrige Standards in den Bestimmungen zum Marktzugang die Exportchancen und den Marktzugang in Ländern mit hohen Sicherheitsstandards, und Arzneimittelzwischenfälle mit Todesfolge belasten das Image der Arzneimittelhersteller. Zwangsläufig besteht international ein enormes Interesse an einer Harmonisierung und Standardisierung in Herstellungs-, und Zulassungsbestimmungen, was beispielsweise in der Etablierung der ICH auf globaler Ebene und der Errichtung der EMA als maßgebliche koordinierende Arzneimittelagentur auf europäischer Ebene zum Ausdruck kommt. Wenn heute ein Arzneimittel in der EU zentral, in Staaten der EU dezentral aber auch in den USA sowie in Japan zugelassen wird, geschieht dies auf der Basis eines Konsenses zwischen den zuständigen Behörden und den pharmazeutischen Unternehmen in den jeweiligen Ländern. Der Spielraum nationalen Handelns wird dadurch zwar eingeschränkt bzw. extern gesteuert, Patienten und Konsumenten profitieren jedoch von internationalen Standards.

Arzneimittel werden im Entwicklungsprozess bis zur Genehmigung des Inverkehrbringens unter den Prämissen Qualität, Wirksamkeit und Unbedenklichkeit produziert. Das Wissen über ein Arzneimittel und seine Eigenschaften wird zunächst unter kontrollierten Bedingungen in klinischen Prüfungen gesammelt, bewertet und fließt, soweit es in einem nachvollziehbaren oder begründeten Zusammenhang mit dem Arzneimittel in seiner Anwendung steht, in die Summary of Product Characteristics (SPC) ein. Erst mit dem breiten Einsatz eines zugelassenen Arzneimittels nach der Erlaubnis zum Inverkehrbringen erhöht sich die Anwendungshäufigkeit und somit die Anzahl von bisher nicht oder nicht ausreichend geprüften Versorgungssituationen. Dazu zählen nicht nur alle Verstöße gegen etwaige Kontraindikationen, sondern auch die gemeinsame Anwendung mit weiteren

Arzneimitteln, bei denen eine Wechselwirkung zu erwarten oder noch nicht systematisch untersucht worden ist. Alter, Geschlecht, funktionelle oder organische Besonderheiten, genetisch veranlagte Stoffwechselbesonderheiten und nicht zuletzt Begleiterkrankungen und Begleitmedikationen sind Faktoren, die die Wirkung eines Arzneimittels beim individuellen Patienten beeinflussen können. Diese Situation begründet, warum zum besseren Verständnis der Wirkungseigenschaften eines Arzneimittels ein System zur systematischen Erfassung von Anwendungsrisiken etabliert werden muss. Die auf unerwartete und in der Regel unerwünschte Wirkungen von Arzneimitteln ausgerichtete Aufmerksamkeit wird als Pharmakovigilanz bezeichnet. Die WHO definiert Pharmakovigilanz als Wissenschaft und Aktivitäten, die Nebenwirkungen und andere Arzneimittel-bezogene Probleme aufspürt, bewertet, versteht und präventives Handeln umfassen.[5] Pharmakovigilanz als kontinuierliche Überwachungsaufgabe ist auch Gegenstand der Richtlinie 2001/83/EC[6], hier vor allem im Kapitel IX, und der Verordnung EC Nr. 726/2004[7], hier im Wesentlichen in Kapitel 3. Die Richtlinie zur Schaffung eines Gemeinschaftskodexes für Humanarzneimittel ist in den Mitgliedsstaaten der Europäischen Union in nationales Recht umzusetzen. Verordnungen wirken direkt auf die Mitgliedsstaaten. In Deutschland ist Pharmakovigilanz im Arzneimittelgesetz, in den untergesetzlichen Verordnungen und Durchführungsbestimmungen der Verwaltungen verankert.

Für Inhaber einer Erlaubnis zum Inverkehrbringen von Arzneimitteln ist die ständige Kontrolle auf unerwünschte Arzneimittelwirkungen gemäß §§ 62 – 63 AMG verpflichtend.[8] Entsprechend müssen sie eine für die Pharmakovigilanz verantwortliche und entsprechend qualifizierte Person einsetzen. In großen pharmazeutischen Unternehmen sind es Pharmakovigilanzabteilungen, die Informationen zur Sicherheit und Verträglichkeit der Arzneimittel sammeln, dokumentieren, bewerten und an die zuständigen Zulassungsbehörden melden. Dazu gehört auch die Verpflichtung, der Zulassungsbehörde einen aktualisierten Bericht über die Unbedenklichkeit des Arzneimittels, dem so bezeichneten PSUR, in gesetzlich definierten Zeitabständen vorzulegen.[9] Dies ist für Deutschland in § 63b Abs. 5 AMG geregelt.

Da die Erfassung und der Umgang mit Nebenwirkungen zentral zur Pharmakovigilanz zählen, ist es notwendig den Begriff „Nebenwirkungen“ zu definieren, wobei Definitionen einer regelmäßigen Überarbeitung unterliegen. Was man auf europäischer Ebene unter Nebenwirkung versteht, ist in der Richtlinie 2001/83/EG Art. 1 definiert. Mit der ergänzenden Richtlinie 2010/84/EU[10] werden Nebenwirkungen neu definiert. Sie werden in Nebenwirkungen beim Menschen, die gemäß der zugelassenen Anwendung und Anwendungsbestimmungen entstehen, und Nebenwirkungen, die durch eine über die Bestimmungen für das Inverkehrbringen hinausgehenden Anwendung hervorgerufen werden, sowie Nebenwirkungen, die in Verbindung mit beruflicher Exposition gegenüber dem Arzneimittel während des Herstellungsprozesses stehen, differenziert. Diese formalen Richtlinienbestimmungen werden in den Erwägungsgründen unter Abs. 5 der Richtlinienänderung erläutert. Der Begriff „Nebenwirkung" beinhaltet danach einerseits die schädliche und unbeabsichtigte Wirkung bei bestimmungsgemäßer Anwendung des Arzneimittels in normaler Dosierung sowie andererseits die schädliche und unbeabsichtigte Wirkung bei Medikationsfehlern bei nicht bestimmungsgemäßem Gebrauch, so genannter off-label use, einschließlich Fehlgebrauch und Missbrauch des Arzneimittels. Daneben wird noch qualitativ in schwerwiegende und unerwartete Nebenwirkungen differenziert. Scherwiegende Nebenwirkungen sind tödlich oder lebensbedrohend oder erfordern einen stationäre Behandlung beziehungsweise verlängern diese. Zu den schwerwiegenden Nebenwirkungen zählen auch bleibende oder schwer wiegende Behinderungen oder Invalidität, kongenitale Anomalien beziehungsweise Geburtsfehler.

Der Verdacht auf einen Kausalzusammenhang zwischen einem Arzneimittel und einem unerwünschten Ereignis ist als Grund für eine Meldung ausreichend. Auch im deutschen Arzneimittelgesetz werden Nebenwirkungen definiert. Gemäß § 4 Abs. 13 AMG werden Nebenwirkungen als schädliche und unbeabsichtigte Reaktion auf das Arzneimittel bei bestimmungsgemäßen Gebrauch bezeichnet.

Um den inhaltlichen Anspruch der Pharmakovigilanz in der Praxis umzusetzen, müssen geeignete Meldesysteme aufgebaut werden. Informationen über die Risiken von Arzneimitteln für die Gesundheit der Patienten oder die öffentliche Gesundheit zu sammeln, zu dokumentieren, zu bewerten und eventuelle Maßnahmen zu initiieren, ist Aufgabe des sogenannten Pharmakovigilanz-Systems. Ein Pharmakovigilanz-System zu betreiben, ist sowohl gesetzliche Verpflichtung für jeden Inhaber einer Genehmigung für das Inverkehrbringen als auch für jeden Mitgliedsstaat der EU. Die Mitgliedstaaten benennen dazu die für die Durchführung von Pharmakovigilanz-Aufgaben zuständigen Behörden. Zuständige Behörden für Arzneimittel zur Anwendung am Menschen sind in Deutschland das BfArM und das PEI. Auf EU-Ebene ist es die EMA.

Der Inhaber einer Genehmigung für das Inverkehrbringen von Arzneimitteln muss den zuständigen Behörden alle wesentlichen Erkenntnisse zur Neubeurteilung des Risikos von Arzneimitteln für die Gesundheit der Patienten mitteilen. Dabei werden alle verfügbaren Informationsquellen genutzt, die gesetzlich dafür vorgesehen sind. Spontanberichte von Ärzten und Apothekern sind neben den weltweit strukturiert gesammelten Daten aus klinischen Prüfungen und anderen Studien für diesen Zweck von besonderer Bedeutung. Angewiesen ist das Pharmakovigilanz-System vor allem auf die aktive Mitarbeit derjenigen, die Arzneimittel verordnen, abgeben oder anwenden. Klinisch bedeutsame Erfahrungen von weniger bedeutsamen zu trennen, ist dabei die größte Herausforderung für alle Beteiligten. Was aus zulassungsrechtlicher und behördlicher Sicht wichtig ist, wird in Gesetzen, Verordnungen, Richtlinien und Verwaltungsvorschriften geregelt. Im Mittelpunkt stehen Nebenwirkungen. Zusätzliche Informationsbedürfnisse, aber auch Berichtspflichten des Konsumenten sind hingegen bisher nicht gesetzlich verankert.

Momentan werden von Seiten der EU-Kommission mit der Richtlinie 2010/84/EC sowohl die Kreise der Meldenden erweitert als auch die Meldewege neu beschrieben und der transparente Zugriff auf Informationen zur Risikobeurteilung eines Arzneimittels verbessert. Galt bisher, dass zweckdienliche Maßnahmen durch die Mitgliedsstaaten zu treffen sind, damit Ärzte und andere Angehörige der Gesundheitsberufe vermutete Nebenwirkungen den zuständigen Behörden melden, werden nun an erster Stelle die Patienten selbst genannt. Neben den Ärzten werden in der aktualisierten Richtlinie zudem auch die Apotheker explizit erwähnt. Des Weiteren gehören andere Angehörige von Gesundheitsberufen zum Kreis der Meldepflichtigen. Alle in der Richtlinie bezeichneten Personengruppen sollen zukünftig vermutete Nebenwirkungen den zuständigen nationalen Behörden melden. Patientenorganisationen, Verbraucherverbände und Berufsverbände der Angehörigen von Gesundheitsberufen können an der Erfüllung der Aufgaben beteiligt werden. Die bewusst patientenorientierte Ausweitung des Pharmakovigilanz-Systems und die breitere Definition des Begriffs „Nebenwirkung" werden somit der Arzneimittelversorgung wesentlich gerechter als die bisherige Schwerpunktsetzung in der Pharmakovigilanz. Insofern sind die Entwicklungen, die im Jahr 2008 mit dem Vorschlag KOM(2008)665 von der EU-Kommission angestoßen wurden, aus Verbrauchersicht zu begrüßen und setzen konsequent den im Jahr 1965 in der EWG begonnenen Weg der Harmonisierung der Arzneimittelzulassung und des Verbraucherschutzes fort.[11] Mit der Pharmakovigilanzrichtlinie nähert sich die 1997 verfasste Erice Declaration verschiedener Organisationen unter Beteiligung des UMC der WHO einer EU-weiten Umsetzung. In der Erice Declaration wurde festgehalten, dass Pharmakovigilanz eine Public-Health Aktivität ist, die einer Zusammenarbeit aller am Gesundheitswesen beteiligten Parteien bedarf. Der Konsument wurde damals an erster Stelle genannt.[12] Der deutsche Gesetzgeber wird das Gesetz über den Verkehr mit Arzneimitteln in diesem Sinne entsprechend überarbeiten müssen.

Ebenso sind in der Folge die bestehenden Pharmakovigilanz-Systeme zu überarbeiten. Im September 2010 verfasste die unabhängige Organisation HAI eine Stellungnahme zur Entwicklung der Pharmakovigilanz in der EU. Einerseits wird die Beteiligung der Patienten und Konsumenten durch das Recht auf eigene Berichte zu unerwünschten Arzneimittelereignissen begrüßt. Andererseits wird die Frage nach der Art der Implementierung des Rechtes gestellt. Es wird zutreffend festgestellt, dass sowohl Information über die Rechte stattfinden muss, als auch nutzerfreundliche Systeme zu schaffen sind.[13]

4.1 Unterschiede in den nationalen Pharmakovigilanz-Systemen

Bestehende Angebote zur Meldung von unerwünschten Ereignissen bei der Anwendung von Arzneimitteln sind trotz der zunehmenden Standardisierung und Harmonisierung im Bereich der Zulassung und Pharmakovigilanz international unterschiedlich gestaltet und aufgebaut. Bisher fordern nur wenige Länder die Verbraucher von Arzneimitteln auf, in einem professionell gestalteten Rahmen sogenannte Consumer Reports abzugeben, und neben Meldungen zu UAW andere Erfahrungen zum Gebrauch und zur Anwendung von Arzneimitteln zu berichten.[14]

Die schwedische Konsumentenorganisation KILEN hat schon 1978 in Schweden eine entsprechende Berichterstattung für Konsumenten initiiert. Als Angebot einer Konsumentenorganisation ist sie darüber hinaus behördenunabhängig. Im Vergleich zu den Meldewegen für Verbraucher von Arzneimitteln, die 25 Jahre später entwickelt wurden, ist sie wegen der dominierenden Freitextfelder jedoch nicht anwenderfreundlich gestaltet und durch den bewussten Verzicht auf lenkende Fragen anfällig für ein nur oberflächliches Ausfüllen.

Ebenfalls in Skandinavien wurde von der dänischen Zulassungsbehörde DMA ein qualifiziertes digitales Meldesystem über UAW für Patienten und deren Angehörige geschaffen. Im Vergleich zu anderen Angeboten unterstützt es den Meldenden jedoch nicht optimal mit datenbankgestützten Auswahlfeldern.

In den Niederlanden ist bei dem verbrauchernahen IVM mit dem Meldpunt Medicijnen ein Weg geschaffen worden, der Consumer Reports mit Hinweisen zu schweren UAW und UAW filtert und eine optionale, freiwillige Fortsetzung der Meldung an die für die Pharmakovigilanz zuständige Einrichtung LAREB beinhaltet. Dort werden in einem eigens entwickelten Verfahren regulatorisch bedeutsame Meldungen bearbeitet, geprüft und dokumentiert. Wichtig ist dabei, dass der Verbraucher entscheiden kann, ob er auch das LAREB-Verfahren bedienen will. Mit dem sensibilisierenden Hinweis, dass die konkrete Meldung eine für die Pharmakovigilanz insgesamt bedeutsame sein könnte, steht aber auch der Weg zu einer Kommunikation mit einem Angehörigen eines Heilberufs offen, der seinerseits eine UAW-Meldung durchführen kann. Das Angebot von IVM bietet darüber hinaus neben der Meldung zu UAW Raum für weitere Meldungen zu anderen Erfahrungen bei Gebrauch und Anwendung von Arzneimitteln. Dies können neben auch eine individuell empfundene Nichtwirkung, aber auch praktische Erfahrungen mit der Arzneiform, der Verpackung oder der Verfügbarkeit sein. Die aus regulatorischer Sicht weniger bedeutsamen Erfahrungen zu Arzneimitteln gehen in eine professionell begleitete Erfahrungsdatenbank im Sinne eines organisierten Internetblogs ein. Die Konsumentenbeobachtungen sind dadurch jedem interessierten Nutzer zugängig und erlauben dem Arzneimittelanwender einen von Hersteller, Arzt und Apotheker unabhängigen Blick auf Arzneimittel.

Die vor Jahren eingeführte Yellow Card in Großbritannien wird inzwischen von der Arzneizulassungsbehörde MHRA so organisiert, dass erkennbar Voraussetzungen für einen qualifizierten Consumer Report geschaffen sind und mittels datenbankgestützter Selektionsfelder die weniger professionell Meldenden gut unterstützt werden. Die Zulassung dieses Meldewegs ist auf Druck von Patientenorganisationen entstanden. Diese haben auf die MHRA wegen Langsamkeit bei der Beantwortung von Meldungen zu unerwünschten Wirkungen bei SSRI-Antidepressiva erheblichen Druck ausgeübt, ein on-line Meldewesen für Konsumenten aufzubauen.

Auch die FDA bietet mit MedWatch in den USA ein breiter angelegtes Instrument zur Verbesserung der Pharmakovigilanz an. Es ist offen für Konsumenten und lässt neben der Meldung zu UAW auch Meldungen zu Qualitätsmängeln, Anwendungsproblemen und Medizingeräten zu. Bisher einzigartig ist die dort vorgesehene konkrete Frage zur Meldung eines Problems eines gleichen Arzneimittels von einem anderen Hersteller, die die Diskussion über die Austauschbarkeit von generischen Arzneimitteln konstruktiv aufgreift.

In Deutschland sind die Meldebögen der AkdÄ ausschließlich für die Meldungen des ärztlichen Berufsstands entwickelt und lassen nur Meldungen für UAW und

Verdachtsfälle darauf zu.[15] Der Meldebogen wurde im Juli des Jahres 2010 überarbeitet.[16] Das Angebot der AMK wiederum ist parallel für Meldungen durch die Apotheker ausgelegt. Der Berichtsbogen ist auf qualitative Aspekte von Arzneimitteln fokussiert und erfordert detaillierte Angaben zum Arzneimittel. Werden Mängel der pharmazeutischen Qualität berichtet, so kann sich dies auf eine Charge beschränken. Daher sind Angaben zur Chargennummer unerlässlich. Solche Detailangaben sind jedoch nur möglich, wenn dem Meldenden das Arzneimittel vorliegt und er weiß, wo er die Informationen auf der Packung finden kann. Bevor solche Detailangaben durch viele optionale Fragen abgefragt werden, erscheint es sinnvoll die Meldung pharmazeutischer Mängel der Professionalität der Apotheker zu überlassen. Auch optionale Fragen kosten den Meldenden Zeit und können dazu führen, dass die Meldung schließlich unterbleibt. Bei dem Verfahren der AMK sind Berichte zu UAW auf minimale inhaltliche Aspekte beschränkt. Die Meldebögen der Berufsorganisationen spiegeln insofern die Aufgabenverteilung und die Qualifikationsschwerpunkte zwischen den beiden Gesundheitsberufen wider. Für die Entwicklung einer verbraucherorientierten Meldekonzeption sind diese Berichtsbögen jedoch insofern von Bedeutung, als sie wichtige Erfordernisse an einen Fragebogen für Konsumenten enthalten.

BfArM und PEI öffnen sich den Patienten mit on-line Meldebögen zu UAW seit dem Jahr 2009.[17] Die Information über den on-line Meldebogen ist jedoch so gestaltet, dass eine Meldung durch einen Angehörigen eines Heilberufs gewünscht wird, was den Konsumenten indirekt davon abhält selbst zu melden. Bei allem ist zu bedenken, dass UAW im aktuell geltenden AMG definiert ist und diese noch nicht der erweiterten Definition gemäß der Richtlinie 2001/83/EU in der ergänzten Fassung durch die Richtlinie 2010/84/EU entspricht.

Die Patientenorganisationen vzbv, Aktionsbündnis Patientensicherheit, Deutscher Behindertenrat und Deutsche Arbeitsgemeinschaft Selbsthilfegruppen e.V. sind die nach der Patientenbeteiligungsverordnung legitimierten Patientenorganisationen. Bislang findet sich die Pharmakovigilanz bei den Patientenorganisationen vzbv, Aktionsbündnis Patientensicherheit, Deutscher Behindertenrat und Deutsche Arbeitsgemeinschaft Selbsthilfegruppen e.V. nicht als Stichwort in der Schlagwortsuche, soweit diese überhaupt angeboten wird. Allein das Aktionsbündnis Patientensicherheit e.V. hat eine eigene Arbeitsgruppe eingerichtet, die sich mit Arzneimitteltherapiesicherheit befasst.

4.2 Pharmakovigilanz als Aufgabe von Krankenkassen

In den letzten Jahren wurden verschiedene Anstrengungen unternommen, um den mündigen Konsumenten stärker in das Pharmakovigilanz-System einzubinden. In Deutschland sind diese Bemühungen wie zuvor beschrieben im Vergleich zu anderen europäischen Staaten aber auch den Vereinigten Staaten von Amerika noch wenig ausgeprägt. Eine im Jahr 2009 durchgeführte Analyse der Internetauftritte von Krankenkassen und zeigte, dass Pharmakovigilanz dort ein bisher kaum besetztes Thema ist, obwohl jährlich annähernd 30 Milliarden Euro für Arzneimittelleistungen ausgegeben werden.[18] Ergänzend wird ausgeführt, dass mit der Verlagerung der Behandlung schwerer akuter und chronischer Erkrankungen aus der stationären Versorgung in den ambulanten Bereich eine Ausweitung der ambulanten innovativen Arzneimitteltherapie, beispielsweise in den Indikationen Onkologie, Rheuma, Atemwegserkrankungen und Neurologie sowie Psychiatrie, einhergeht, so dass in der Folge die Zunahme an Erfahrungen mit Arzneimitteln ohne direkte Überwachung durch Angehörige von Gesundheitsberufen zu erwarten ist. Diese Entwicklung belegt, dass es den Krankenkassen ein großes Anliegen sein sollte, den Versicherten das für den therapeutischen Prozess wichtige Thema Pharmakovigilanz näher zu bringen, zumal die Therapie von Schäden durch unerwünschte Arzneimittelwirkungen oder Medikationsfehler auch Kosten verursacht.

Nach der gegenwärtigen internationalen Rechtslage können Patienten-, und Konsumentenorganisationen zukünftig in die Pharmakovigilanz eingebunden werden. Nach der Definition der EMEA aus dem Jahr 2005, „Criteria to be fulfilled by Patients´ and Consumers´Organisations involved in EMEA Activities“[19], sind Patientenorganisationen nicht auf Gewinn ausgerichtete Organisationen, die im Interesse der Patienten tätig werden. Konsumentenorganisationen sind nach dieser Definition nicht auf Gewinn ausgerichtete Organisationen, die generelle Interessen europäischer Konsumenten verteidigen und vorantreiben. Krankenkassen zählen nach der Patientenbeteiligungsverordnung aus dem Jahr 2006 weder zu den Patienten-, noch zu den Konsumentenorganisationen.[20] Diese Verordnung nennt vier Bundesverbände als maßgebliche Patientenorganisationen auf Bundesebene und positioniert Patientenorganisationen neben Krankenkassen. Da Krankenkassen keine kommerziellen Institutionen sind und nicht gewinnorientiert arbeiten, stellt sich die Frage, warum der Gesetzgeber diese Ausgrenzung der Krankenkasse bewusst in Kauf nimmt.

Betrachtet man die sieben Kriterien für eine Patientenorganisation nach PatBeteiligungsV, ist festzustellen, dass Krankenkassen grundsätzlich als Patientenorganisation verstanden werden können, da sie die Kriterien im Wesentlichen erfüllen. Ein Blick in die Satzungen der Krankenkassen gemäß § 194 SGB V verdeutlicht diesen Anspruch. Sie sind gemäß § 4 Abs. 1 SGB V legitimiert als Körperschaften öffentlichen Rechts mit Selbstverwaltung. Sie haben ihren Sitz in Deutschland und sind nicht auf Gewinn orientiert. Sie haben gemäß § 1 SGB V den klaren Handlungsauftrag, die Gesundheit der Versicherten zu erhalten, wiederherzustellen oder ihren Gesundheitszustand unter Zuhilfenahme von Aufklärung und Beratung zu verbessern. Ihre Leistungen erstrecken sich auf medizinische Produkte, beispielsweise Arzneimittel gemäß § 31 Abs. 1 SGB V. Auf nationaler Ebene sind sie repräsentativ für Patienten. 90 Prozent der deutschen Bevölkerung ist in der GKV versichert. Krankenkassen haben als Sozialversicherungsträger gemäß § 43ff SGB IV eine von den Mitgliedern gewählte Selbstverwaltung mit hauptamtlich beschäftigten Vorständen gemäß § 35a SGB IV, die gegenüber dem von den Mitgliedern gewählten Verwaltungsrat berichtspflichtig sind. Es finden gemäß § 63 SGB IV regelmäßig öffentliche Verwaltungsratssitzungen statt, und über Mitgliederzeitschriften, Internet und andere Medien ist ein kontinuierlicher Informationsfluss gegeben. Versicherte Mitglieder können sich zudem jederzeit gegenüber Selbstverwaltung und Vorstand kritisch oder anderweitig äußern. Es wird transparent über Aktivitäten berichtet und gemäß § 197 SGB V sind Stellen zur Bekämpfung von Fehlverhalten im Gesundheitswesen eingerichtet worden. Das deutsche Gesundheitswesen hat damit eine Sonderstellung gegenüber staatlich organisierten Gesundheitssystemen in anderen EU-Staaten, beispielsweise in Großbritannien Königreich oder Frankreich. Grundsätzlich ist zu begrüßen, dass neben den Krankenkassen auch Patientenorganisationen im Gesundheitssystem verankert sind. Im Umkehrschluss sind Krankenkassen aber nicht als Institutionen zu verstehen, die nicht auch die Belange von Patienten vertreten. Es ist das Selbstverwaltungselement, insbesondere einiger Ersatzkassen mit einer von Versicherten geprägten Selbstverwaltung, das zu einer patientenorientierten Sichtweise und Engagement für eine sichere Versorgung der Patienten führt. Speziell beim Thema Pharmakovigilanz böten sich deshalb eine konstruktive Öffnung und ein stärkeres Engagement der Kassen im Sinne der Patienten und Verbraucher an. Krankenkassen erfüllen demnach wesentliche Kriterien einer Patientenorganisation. Ende des Jahres 2010 sind nach der amtlichen Statistik KM 1 69.753.108 Personen in der GKV versichert. Abgesehen von der Einschränkung der Versicherungspflicht gemäß § 5 SGB können Versicherungspflichtige und Versicherungsberechtigte gemäß § 175 Abs. 1 SGB V die Ausübung des Wahlrechts gegenüber der gewählten Krankenkasse erklären; zu Beginn des Jahres 2009 gab es nach der Gesundheitsberichterstattung des Bundes 202 Kassen, während die Zahl im Dezember des Jahres 2010 auf 160, davon 115 geöffnete Kassen, gesunken ist.[21,22] Mit 822.993 Versicherten sind bei den nicht geöffneten Landwirtschaftlichen Krankenkassen weniger als 2 Prozent aller in der GKV versicherten Personen versichert. Weitere 36 Betriebskrankenkassen sind nicht geöffnet, wobei es sich vielfach um sehr kleine Krankenkassen handelt, deren Mitglieder sich grundsätzlich in einer anderen geöffneten Krankenkasse versichern könnten. Entscheidend ist, dass über 56 Millionen Personen in geöffneten Kassen versichert sind, entsprechend einem Anteil von über 80 Prozent aller in der GKV versicherten Personen. Es ist daher legitim festzustellen, dass die Krankenkassen einerseits im Binnenwettbewerb der Krankenkassen um Versicherungspflichtige und andererseits im Wettbewerb mit der PKV um freiwillig versicherte Mitglieder stehen.

Dieses Recht auf Kassenwahl bestand nicht immer. Bevor mit dem GSG aus dem Jahr 1992 die Krankenkassen und deren Selbstverwaltung reformiert wurden und das Kassenwahlrecht für Versicherte zum 1. Januar 1996 festgelegt wurde, war die Wahl der Krankenkasse für die Versicherten beschränkt.[23] Die GKV bestand aus verschiedenen Kassenarten, die für bestimmte Personen mit Versicherungspflicht zuständig waren und teilweise freiwillig Versicherte, die die Versicherungspflichtgrenze überschritten, aufnehmen konnten. Im Wesentlichen unterschied man zwischen Primärkassen und Ersatzkassen. Arbeiter, Handwerker und Beschäftigte in der Landwirtschaft wurden grundsätzlich den Primärkassen, zu denen Allgemeine Ortskrankenkassen, Innungskrankenkassen, Betriebskrankenkassen und Landwirtschaftliche Krankenkassen zählten, zugeordnet. Beschäftigte des Bergbaus waren bei der Knappschaft versichert. Sonderbestimmungen galten zudem für die See-Krankenkasse. Angestellte konnten je nach Berufsgruppe zwischen verschiedenen Ersatzkassen auswählen. Ersatzkassen waren Angestelltenkrankenkassen und als Besonderheit Arbeiterersatzkassen, in denen sich bestimmte Berufsgruppen versicherungspflichtiger Beschäftigter in einer Ersatzkasse versichern konnten. Schon vor dem 1. Januar 1996 standen vor allem Ersatzkassen in einer Wettbewerbssituation untereinander. Mit dem GSG wurden die Kassenarten gleich gestellt und die formalen Prüfungen, bei welcher Krankenkasse ein Versicherter aufgenommen werden konnte, fielen weg. Dies bedingte, dass der durch die Selbstverwaltungsorgane der Krankenkassen festzusetzende allgemeine Beitragssatz zu einem Wettbewerbsinstrument wurde. Das GSG war daher der Beginn des verstärkten Wettbewerbs der Krankenkassen um Versicherte.

In vielen Gesetzesänderungen wurden in der Folge weitere wettbewerbliche Elemente in das SGB V implementiert. Mit dem GKV-WSG im April des Jahres 2007 wurde die Finanzierung entscheidend verändert.[24] Seit dem 1. Januar 2009 wird ein für alle Krankenkassen gleicher allgemeiner Beitragssatzes über eine Rechtsverordnung festgeschrieben. Die eingenommenen Gelder werden in dem so genannten Gesundheitsfonds gesammelt und an die Krankenkassen nach einem bestimmten Schlüssel verteilt, dem so genannten morbiditätsorientierten Risikostrukturausgleich. In die Verteilung der Gelder fließen verschieden Risikofaktoren für eine überdurchschnittliche Leistungsinanspruchnahme ein. Dazu gehören Krankheitslast, Geschlecht und Alter sowie Erwerbsunfähigkeit. Die Krankenkassen finanzieren sich im Wesentlichen einerseits über die Grundpauschale und andererseits über risikoadjustierten Zuschläge. Reichen die aus dem Gesundheitsfonds zugewiesenen Geldmittel nicht aus, muss die Krankenkasse einen Zusatzbeitrag erheben. Die Erhebung oder Erhöhung eines Zusatzbeitrags ist unabhängig von der Dauer der Mitgliedschaft zur Krankenkasse ein Sonderkündigungsgrund für die Versicherten.[25] Aber es sind nicht nur Zusatzbeiträge, sondern auch die Möglichkeiten ordentlicher und außerordentlicher Kündigungsrechte, die zu steigenden Zahlen bei den Versicherungswechseln beitragen. Während die Wahl der Krankenkasse in der Vergangenheit kein vorrangig bewusster Prozess war, kann man heute unterstellen, dass ein Versicherter eine bewusstere Krankenkassenwahl trifft. Eine im Jahr 2006 vom WIdO durchgeführte Befragung von über 2.005 Mitgliedern in der GKV stellte fest, dass neben dem Beitragssatz, Mehrleistungen und vor allem besserer Service wesentliche Gründe für Wechselüberlegungen darstellen. Jedes fünfte Mitglied in der GKV, d.h. 20 Prozent der Befragten befasste sich mit einem Krankenkassenwechsel.[26] Bei einheitlichem Beitragssatz rückt seit dem GKV-WSG der Zusatzbeitrag als finanzielle Komponente von Wechselüberlegungen an die Stelle des Beitragssatzes. Die Praxis zeigt, dass Kassen, die einen Zusatzbeitrag erheben, zunächst erhebliche Rückgänge bei den Versichertenzahlen verzeichnen. So verlor die DAK nach Angaben ihres Vorstandsvorsitzenden Prof. Dr. Herbert Rebscher im Jahr 2010, als erstmalig ein Zusatzbeitrag erhoben wurde, netto über 300.000 Mitglieder.[27] Hingegen nahmen Krankenkassen, die ohne Zusatzbeitrag auskamen, netto Mitglieder auf.

Sowohl die persönliche finanzielle Belastung, beispielsweise durch die Erhebung eines Zusatzbeitrags, als auch die zugesagten Leistungen im Krankheits-, und Vorsorgefall sowie selektivvertragliche Vertragsangebote, beispielsweise Wahltarife, Hausarztmodelle nach § 73b SGB V oder Facharztversorgung nach § 73c SGB V sowie Satzungsleistungen können entscheidende Kriterien für die Wahl oder den

Wechsel in eine andere Kasse sein. Bei vergleichbarem Angebot spielen außerdem weitere Differenzierungsmerkmale wie Kundenzufriedenheit, Servicequalität und Image der Krankenkasse eine Rolle bei der Kassenwahl. Kundenzufriedenheit kann laut der am 3. Februar 2011 publizierten Kubus GKV Studie der Managementgesellschaft MSR Consulting sogar dazu führen, dass Mitglieder einer Krankenkasse trotz eines Zusatzbeitrags die Krankenkasse nicht wechseln.[28] Vor diesem Hintergrund ist beispielsweise auch ein Informationsportal zur Pharmakovigilanz für Versicherte von Interesse, das andere Krankenkassen in dieser Form bisher nicht anbieten. Integraler Bestandteil könnte ein Angebot für Consumer Reports beziehungsweise Erfahrungsberichte zur Arzneimittelanwendung werden, das an das von BfArM und PEI zu organisierenden und etablierenden Angebot zur Meldung von Nebenwirkungen durch den Patienten angebunden wird.

4.3 Beitrag von Krankenkassen zur Arzneimitteltherapiesicherheit

Folgt man dem „Aktionsplan Arzneimitteltherapiesicherheit 2010 – 2012" so führen

> „..ungenügend kontrollierte Risiken des Prozesses der Arzneimitteltherapie der Arzneimitteltherapie in relevantem Umfang zu vermeidbarer Morbidität und Mortalität. Dies ist für alle Länder belegt, in denen hierzu Untersuchungen vorliegen."[29]

In einem Protokoll der Sitzung der AG Arzneimitteltherapiesicherheit des Aktionsbündnisses Patientensicherheit vom 7. Februar 2011 wird unter Tagesordnungspunkt 3 eine Definition der Arzneimitteltherapiesicherheit vorgeschlagen. Danach ist

> „AMTS [ist] die Summe der Maßnahmen zur Erkennung, Vermeidung und Korrektur von arzneimitteltherapiebedingten Gefährdungssituationen. Die AMTS ist ein Zustand des bestimmungsgemäßen Gebrauchs von Arzneimitteln über den gesamten Medikationsprozess hinaus zur Erreichung eines Therapieziels bei stets positivem Nutzen-Risiko-Verhältnis für den Patienten."[30]

Die bisherige Definition des Begriffs AMTS wurde von Mitgliedern des Aktionsplanes zur Verbesserung der AMTS in Deutschland erarbeitet.

> „Arzneimitteltherapiesicherheit ist gegeben, wenn die Organisation des Medikationsprozesses die bestimmungsgemäße Anwendung der Arzneimittel gewährleistet. Damit wird angestrebt, dass keine unerwünschten Arzneimittelereignisse insbesondere durch Medikationsfehler auftreten."[31]

Da es sich bei der Behandlung mit Arzneimitteln um einen Prozess mit vielen Schnittstellen von der Überlegung des Arztes zur Arzneimittelauswahl, über die Verordnung, Abgabe durch die Apotheke und die Einnahme des Arzneimittels durch den Patienten handelt, erscheint die Definition der AG Arzneimitteltherapiesicherheit präziser und angemessener. Die Arzneimitteltherapiesicherheit ist im Gegensatz zur Pharmakovigilanz nicht vorrangig auf die Erfassung von Nebenwirkungen fokussiert, sondern hat die Vermeidung der durch Medikationsfehler bedingten unerwünschten Arzneimittelwirkungen zum Ziel. Nach der Definition des Begriffs Nebenwirkung der Pharmakovigilanzrichtlinie 2010/84 EG werden unerwünschte Arzneimittelereignisse auch bei bestimmungsgemäßen Gebrauch Bestandteil der Pharmakovigilanz. AMTS und Pharmakovigilanz sind daher in ihrem Ansatz teilweise deckungsgleich und auf das Wohl des Patienten gerichtet.

Wesentlicher Bestandteil der Bemühungen um die AMTS ist die Information der Angehörigen der Heilberufe und der Patienten. Krankenkassen werden in dem Aktionsplan, der 57 Maßnahmen umfasst und unter Federführung des BMG steht, bisher lediglich einmal genannt. Zur Durchführung eines Workshops zur Implementierung eines Medikationsplans im Jahr 2011 sollen neben Softwareherstellern, KBV, ABDA, ABDATA Pharma-Daten-Service und DKG auch Krankenkassen eingeladen werden. Krankenkassen engagieren sich jedoch schon seit längerem in der Versorgungsforschung. So gibt die BARMER GEK seit dem Jahr 2001 jährlich einen Arzneimittel-Report heraus, der neben Aussagen zu den Ausgaben von Arzneimitteln auch die Arzneimittelversorgung kritisch würdigt,[32,33] wobei beispielhaft das Thema Hormonersatztherapie genannt werden soll. Hier wurde basierend auf Erkenntnissen der Versorgungsforschung ein Informationsflyer zum Thema Wechseljahresbeschwerden produziert, an weibliche Versicherte versendet, aber auch in der KV Bayerns an Ärzte und er wird darüber hinaus auf Anfrage zur Verfügung gestellt.[34] Insofern ist es zu diskutieren, warum Krankenkassen als bedeutsame Institution im Gesundheitswesen im Aktionsplan AMTS keine verantwortliche Rolle spielen und in dessen Planungen mit ihrem gestalterischen und kommunikativen Potenzial nicht aktiv einbezogen werden. Die weitaus bedeutsamere Frage ist jedoch, ob Patienten und Konsumenten außerhalb der organisierten Vereine und Verbände Möglichkeiten haben, ihr Erfahrungswissen in die Überlegungen und Ansätze einzubringen.

Wie dies geschehen kann, soll im Folgenden anhand von Informationen und Erfahrungsberichten zur Anwendung von Arzneimitteln dargestellt werden.

4.4 Informationen und Erfahrungsberichte über Arzneimittel

Eine Information über Arzneimitteln muss sachlich und weitgehend objektiv in der Darstellung erfolgen. Dies erfordert beispielsweise den aktuellen Stand über den Gebrauch, die Anwendung und die Risiko-Nutzen-Bewertung eines Arzneimittels zum Zeitpunkt der Anwendung in der konkreten Behandlungssituation transparent und zielgruppengerecht aufzubereiten und verfügbar zu machen. Packungsbeilagen für den Arzneimittelanwender und Fachinformationen für Fachkreise sind gemäß §§ 11 und 11a AMG festgeschriebene Bestandteile der Arzneimittelinformation und auch der Erlaubnis für das Inverkehrbringen. Forschungs-, und Produktentwicklungsergebnisse stehen den Konsumenten prinzipiell nach der Zulassung eines Arzneimittels, aber auch bei Indikationserweiterungen oder der Einführung neuer Darreichungsformen, zur Verfügung. Therapierelevante Informationen zu Arzneimitteln können hingegen schon diskutiert werden, bevor diese zu einer Änderung der Fach-, oder Gebrauchsinformation führen. Gemäß Artikel 102 Buchstabe d) der Richtlinie 2001/83/EU in der durch Richtlinie 2010/84/EU geänderten Fassung ist es Aufgabe der Mitgliedstaaten, die Öffentlichkeit über Überlegungen, die aus der Pharmakovigilanz resultieren, zeitnah zu informieren.

Der Konsument soll mit seinen Bedürfnissen und Erfahrungen ernst genommen werden und in Prozesse, die ihn betreffen, partizipativ eingebunden werden. Dazu bedarf es einer zweckdienlichen und zielgruppengerechten, d.h. auch laienverständlichen Information. Die Grundsätze der Arzneimittelinformation sind nach Artikel 88a der Richtlinie 2001/83/EG, geändert durch die Richtlinie 2004/27/EG zur Schaffung eines Gemeinschaftskodexes für Humanarzneimittel in den EU-Staaten geregelt. In vielen Ländern der EU können pharmazeutische Unternehmen Konsumenten über Arzneimittel direkt informieren und mit bestimmten Einschränkungen auch dafür werben. Das Recht, über die Produkte zu informieren und zu werben, erstreckt sich dort auch auf verschreibungspflichtige Arzneimittel. Werbung für verschreibungspflichtige Arzneimittel ist in Deutschland gemäß § 10 Abs. 1 HWG nur gegenüber Ärzten, Zahnärzten, Tierärzten, Apothekern und Personen, die erlaubterweise Handel mit Arzneimitteln treiben, zulässig.[35] Ärzte und Apotheker dürfen im Rahmen ihrer Tätigkeit über verschreibungspflichtige und nicht verschreibungspflichtige Arzneimittel informieren.

Information und Werbung weisen allerdings oft fließende Übergänge auf. Die Differenzierung zwischen Information über und Werbung für ein Arzneimittel stellt somit eine Herausforderung für die Selbstkontrolle, beispielsweise durch Mitbewerber sowie Aufsichtsbehörden dar. So differenziert auch die EU-Kommission zwischen Arzneimittelwerbung und Arzneimittelinformation. Werbung kann vielfältig gestaltet sein, hat jedoch im Kern die Umsatzsteigerung des beworbenen Produktes zum Ziel. Dies ist bei Arzneimitteln und vor allem bei verschreibungspflichtigen Arzneimitteln aus verschiedenen Gründen problematisch und deshalb nicht wünschenswert. Unterschiedliche Auffassungen und Möglichkeiten bezüglich der Arzneimittelinformation in den verschiedenen EU-Ländern führen jedoch im Internet-Zeitalter zu der Situation, dass Internet-Angebote für verschreibungspflichtige Arzneimittel außerhalb Deutschlands betrieben werden und deutsche Verbraucher darauf zugreifen können. Im Internet ist es folglich kein Problem von einem „deutschen" Standort an Informationen über verschreibungspflichtige Arzneimittel zu gelangen, die von anderen Staaten bzw. dort ansässigen Herstellern oder Agenturen bereitgestellt werden.

Tabelle 1 Beispiele für Zugriff auf Informationen über verschreibungspflichtige Arzneimittel

Link	Zugangsbestätigung	zu letzt getestet
http://www.betaferon.ch/scripts/pages/de/	Fachpersonal	19.03.2011
http://www.betaferon.de/scripts/pages/de/	DocCheck	19.03.2011
http://www.nebido.com/	Fachpersonal	19.03.2011
http://www.herceptin.de/	DocCheck	19.03.2011
http://www.herceptin.com/index.jsp?q=herceptin&src=IE-SearchBox&Form=IE8SRC	Fachpersonal	19.03.2011
http://www.avastin.de/	DocCheck	19.03.2011
http://www.roche-pharma.ch/portal/roche-pharma.ch/arzneimittelkompendium_fachinfo	Nutzungsbedingungen	19.03.2011
http://www.erbitux.com/index.aspx	Nutzungsbedingungen	19.03.2011
http://www.erbitux.de/	DocCheck	19.03.2011

Quelle: Eigene Recherche

Wer per Mausklick bestätigt, dass er ein Angehöriger eines Gesundheitsberufs ist, gelangt in der Regel problemlos auf entsprechende Informationsseiten. In Deutschland ist dies beispielsweise durch eine DocCheck®-Authentifizierung möglich, bei der Angehörige der Heilberufe gegen Vorlage einer Kopie der Approbationsurkunde oder eines Pflege-Staatsexamens ein Passwort erhalten, (vergleiche Tabelle 1). Die EU-Kommission ist daher bestrebt, einheitliche Regeln für Informationsmöglichkeiten zu Arzneimitteln innerhalb der EU zu schaffen. Das Europäische Parlament votierte jedoch bisher gegen die Richtlinienentwürfe der EU-Kommission, die Kommunikation von Produkt und Gesundheitsinformationen von Seiten pharmazeutischer Unternehmen direkt an Konsumenten zu erleichtern. Am 15. März 2010 haben 29 Organisationen, darunter Patienten-, und Konsumentenorganisationen in einer gemeinsamen Presseerklärung auf das Bedürfnis einer unabhängigen und vergleichenden Gesundheitsinformation in nutzerfreundlicher Art hingewiesen und sich gegen eine direkte Information des Verbrauchers

(DTCI/ DTCA) ausgesprochen.[36] Kravitz et al. zeigten beispielsweise in einer Studie, dass DTCA die Nachfrage von Antidepressiva durch Patienten bei ihren Ärzten steigert.[37] Selbst wenn es jedoch zu einem Konsens innerhalb der EU käme, der die Information über verschreibungspflichtige Arzneimittel einschränkt, bliebe über das Internet weiterhin die Möglichkeit gegeben, Informationen auf Plattformen außerhalb der EU anzubieten und abzurufen, beispielsweise in den Vereinigten Staaten von Amerika. Dort ist Verbraucherkommunikation für verschreibungspflichtige Arzneimittel erlaubt und steht unter Aufsicht der Division of Drug Marketing, Advertising and Communication (DDMAC) der FDA. Deren Aktivitäten werden in der Datenbank „Warning letters and untitled letters to pharmaceutical companies" transparent gemacht. Im Jahr 2009 wurde beispielsweise das pharmazeutische Unternehmen Biogen Idec angeschrieben, weil es Links auf Internetsuchmaschinen für ein Natalizumab-haltiges Arzneimittel finanzierte, die zwar über die Wirksamkeit des Arzneimittels informierten, jedoch nicht über die Risiken bei der Anwendung des Arzneimittels Auskunft gaben.[38] In einem vergleichbaren Fall wurde sanofi-aventis US LLC. wegen unerlaubter Internetinformation über ein Clopidogrel-haltiges Arzneimittel angeschrieben.[39]

Regulatorisch vorgeschriebene Informationen decken jedoch nur einen Teil des Bedarfs an Informationen zu Arzneimitteln ab, die der Konsument sucht, um sich über die Anwendung und den Nutzen eines Arzneimittels ein eigenes Bild zu machen. Die Prognos AG, eine Unternehmung der Verlagsgruppe Georg von Holtzbrinck mit Sitz in Basel,[40] hat in dem Bericht „Patienteninformationen für verschreibungspflichtige Medikamente in Deutschland" im Jahr 2008 ein ausgeprägtes Interesse der Konsumenten an Informationen über rezeptpflichtige Arzneimittel festgestellt und gleichzeitig einen erheblichen Mehrwert durch Information über Forschungs-, und Produktentwicklungsergebnisse bei den Befragten ausgemacht.[41] Sie schreiben:

> „Für Arzneimittelinformationen würden sowohl Patienten als auch die Allgemeinheit die Arzneimittelhersteller als eine Quelle unter vielen begrüßen und diese Quelle auch nutzen."

In einer im Jahr 2008 veröffentlichten Studie von Santiago, Bucher und Nordmann stellen die Autoren allerdings fest, dass auch drei Jahre nach der Neuregelung des Marketings zu pharmazeutischen Produkten in wichtigen Medizinzeitschriften veröffentlichte Werbungen bei zugelassenen Arzneimitteln nicht die tragenden Studien zitiert werden.[42] Es erscheint daher höchst fragwürdig, welche Erwartungen durch Information über noch nicht durch Zulassungsbehörden beurteilte Studien und Produkte beim Verbraucher geweckt werden. Marstedt und Klemperer fassen zu der Frage der Patientenwünsche zur Arzneimittelinformation im Jahr 2009 im „Gesundheitsmonitor“, einem Newsletter der Bertelsmann Stiftung, eine Gesundheitsmonitor-Studie aus dem Jahr 2008 zusammen. Von den vertrauenswürdigen Einrichtungen, die in der Befragung zur Auswahl gestellt wurden, schnitten Hersteller von Arzneimitteln beziehungsweise Pharma-Unternehmen neben den Selbsthilfegruppen und Patientenorganisationen mit 12 Prozent „kein Vertrauen“ am schlechtesten ab. Mit 97 Prozent genießt der eigene Arzt ein „nahezu uneingeschränktes Vertrauen“.[43] Krankenkassen werden in der Erhebung als vertrauenswürdige Einrichtung nicht zur Auswahl angeboten.

Der professionellen behördlichen und der kommerziellen Informationsaufbereitung stehen auf der anderen Seite die vielfältigen individuellen Erfahrungen des Konsumenten gegenüber, die jedoch nicht systematisch dokumentiert werden, und daher auch nicht zur Bewertung eines Arzneimittels in der breiten Anwendung herangezogen werden können. Daher ist es nur konsequent, wenn in Informationsportalen auch den Anwendern leicht zu nutzende Möglichkeiten zum Berichten von Erfahrungen mit Arzneimitteln angeboten werden. In einer Reihe von Gesundheitsportalen, im Regelfall kommerzieller Herkunft, können angemeldete Teilnehmer Erfahrungen zu Arzneimitteln hinterlegen. Diese kombinierten Angebote sind aber sehr unterschiedlich strukturiert. Ein Beispiel für ein solches Erfahrungsportal ist Sanego.de. Sanego.de führt jedoch kein HON-Zertifikat oder vergleichbares Zertifikat. Bei Sanego.de können Erfahrungen von Anwendern hinterlegt und später von anderen nach Wirkstoff, Arzneimittelname oder nach Indikation abgerufen werden. Die Portalbetreiber geben an, dass 1,9 Millionen Menschen in der Community gemeldet sind. Auf der Startseite ist zu lesen:

> „Auf diesem unabhängigen und frei zugänglichen Portal können sich Patienten und Angehörige über ihre Erfahrungen mit Medikamenten, Krankheiten und Ärzten austauschen. Ein Schwerpunkt liegt dabei auf den Berichten über unerwünschte Nebenwirkungen. Auch Ärzte, Apotheker, Pflegepersonal, Selbsthilfegruppen oder andere Betroffene sind als Nutzer herzlich willkommen.“ [44]

Unter den FAQs wird angegeben unabhängig von Behörden, Herstellern und anderen Interessengruppen zu sein.[45] Die Finanzierung erfolgt offenbar durch Werbung. Somit wird das Gesundheitsportal für Unternehmen der Gesundheitswirtschaft speziell auch pharmazeutische Unternehmen, die Werbeanzeigen, derzeit ausschließlich für OTC-Arzneimittel, schalten können, interessant. Andere von Verlagsgruppen betriebene Gesundheitsportale wie netdoktor.de (Georg von

Holtzbrinck Verlagsgruppe) oder onmeda.de (goFeminin GmbH/ Axel-Springer Gruppe) sind primär auf Informationen über Gesundheitsthemen ausgerichtet. Es wird über Arzneimittel und deren Anwendung informiert, Erfahrungsberichte von Konsumenten sind unsystematisch in themenbezogenen Foren bei netdoktor.de zu finden. Auch diesen Gesundheitsportalen ist gemein, dass die Finanzierung über zielgerichtete Werbung aus der Gesundheitsbranche z.B. OTC-Arzneimittel erfolgt.

Vor diesem Hintergrund sollte mit Hilfe einer stichprobenartigen Befragung von Versicherten der Frage nachgegangen werden, ob Anwender von Arzneimitteln bereit sind, ihre Anwendungserfahrungen ihrer Krankenkasse über ein noch zu etablierendes Internetportal mitzuteilen.

5 Befragung von Versicherten der BARMER GEK zur Meldebereitschaft von unerwünschten Arzneimittelwirkungen

5.1 Sozio-Demographische Beschreibung der Befragten

Für jeden Befragten wurden Angaben zum Geschlecht, zur Schulbildung, zum Alter und zum Wohnort, Ebene Bundesland, erhoben.

5.1.1 Geschlechtsverteilung bei der befragten Gruppe

Von den 1.003 Befragten waren 554 weibliche und 449 männliche Personen, die sich als Versicherte der BARMER GEK anmeldeten. Nach der Statistik des Statistischen Bundesamtes vom 31. Dezember 2008 sind in Deutschland auf 1.003 Personen 492 Personen männlich und 511 weiblich (Abbildung 5-1).

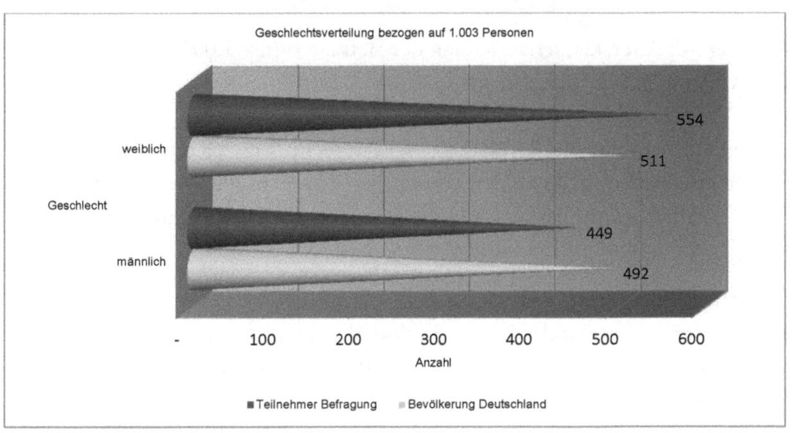

Abbildung 5-1 Geschlechtsverteilung Bevölkerung und Befragung (n=1.003)

Quelle: Eigene Online Befragung und Destatis vom 31. Dezember 2008[46]

Die BARMER GEK hat einen hohen Frauenanteil bei den Mitgliedern. Die Geschlechtsverteilung bei den Mitgliedern der BARMER GEK liegt bei 60 Prozent weiblich und 40 Prozent männlich.

5.1.2 Alter der Befragten

Befragt wurden Personen ab 18 Jahren. Das Durchschnittsalter betrug 39 Jahre. Der Median lag bei 36 Jahren. Mit 28 Prozent hatte die Gruppe der 26 – 35-jährigen den größten Anteil. 16 Prozent der Befragten waren älter als 55 Jahre (Abbildung 5-2).

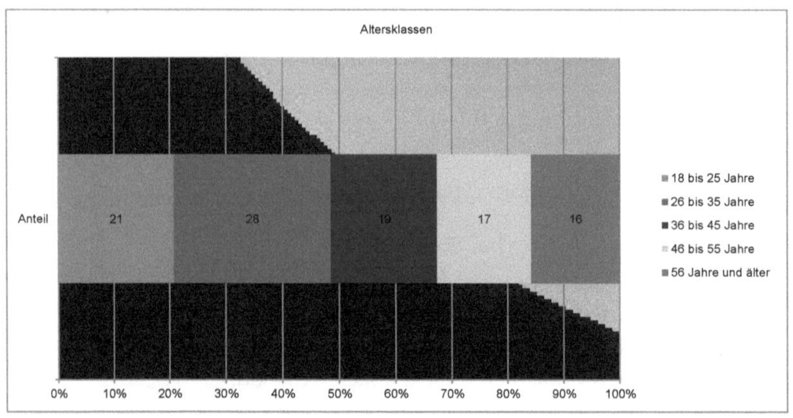

Abbildung 5-2 Altersklassenverteilung der Befragten (n= 1.003)
Quelle: Eigene Online-Befragung

Die Mitgliederstruktur der BARMER GEK weist im Vergleich mit 43 Prozent in der Altersklasse 56 und älter einen erheblich höheren Anteil älterer Versicherter auf. In der Altersgruppe 18 bis 25 Jahre liegt der Anteil bei 2 Prozent, 18 Prozent der Mitglieder sind 46 bis 55 Jahre alt.[47]

5.1.3 Schulbildung der Befragten

Die Befragten haben nach der Definition des Statistischen Bundesamtes einen überwiegend hohen Bildungsstand.[48] 60,6 Prozent haben die Hochschulreife erlangt oder ein Studium absolviert. 28,6 Prozent haben die weiterführende Schule ohne Abitur besucht. 10,6 Prozent der Befragten haben einen Hauptschulabschluss. 0,2 Prozent machten keine Angabe.

5.1.4 Beteiligung über die Bundesländer

Die Befragten verteilen sich über das gesamte Bundesgebiet. Als aktuellen Wohnsitz geben 25,6 Prozent der Teilnehmer der Online-Befragung Nordrhein-Westfalen als Bundesland an; 0,9 Prozent der Befragten wohnen in Bremen. Die Verteilung entspricht nicht der Bevölkerungsverteilung mit dem Stand vom 31.12.2008 bezogen auf die Anzahl der Befragten. So haben überproportional Personen aus den Stadtstaaten Hamburg, Berlin und Bremen sowie aus Schleswig Holstein und Nordrhein-Westfalen teilgenommen, während Bayern und Baden-Württemberg unterproportional in der Befragung repräsentiert sind (Abbildung 5-3).

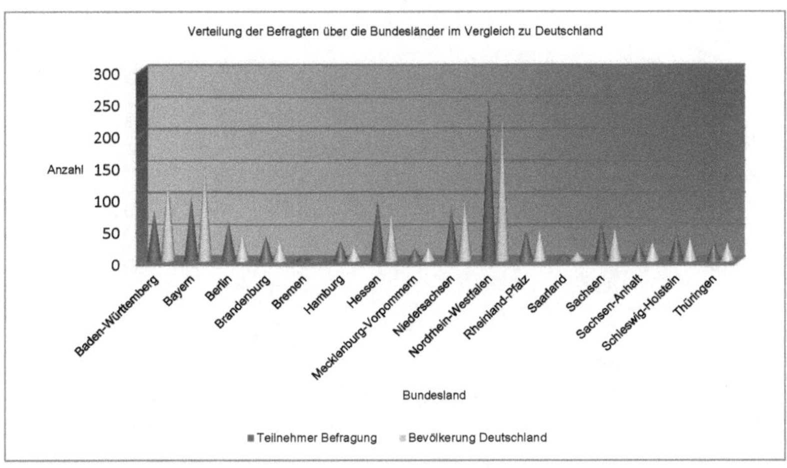

Abbildung 5-3 Verteilung der Befragten über die Bundesländer im Vergleich zu Deutschland (n=1.003)

Quelle: Eigene Online Befragung und Destatis vom 31. Dezember 2008

5.1.5 Umgang mit Arzneimitteln

29,5 Prozent der Befragten, 167 Frauen und 129 Männer, geben an, Arzneimittel regelmäßig anzuwenden. 44,6 Prozent der Befragten, 270 Frauen und 177 Männer verwenden Arzneimittel bei Bedarf bzw. eher selten. Weitere 17,5 Prozent der Befragten, 66 Frauen und 110 Männer, stufen ihren Arzneimittelgebrauch als Ausnahmefall ein. 1,0 Prozent der Befragten, 3 Frauen und 7 Männer, geben an, nie Arzneimittel anzuwenden. In der Einschätzung zur regelmäßigen Nutzung von Arzneimitteln ist kein Unterschied zwischen Männern und Frauen zu erkennen. Die Einschätzung der unregelmäßigen Nutzung unterscheidet sich jedoch χ^2 (4, n=1.003) = 32,74, p<.001. Männer geben häufiger an, Arzneimittel nur im Ausnahmefall zu nutzen. Frauen wählen mehr eine bedarfsorientierte Antwortoption, wobei die Tendenz zur seltenen Anwendung überwiegt (Abbildung 5-4).

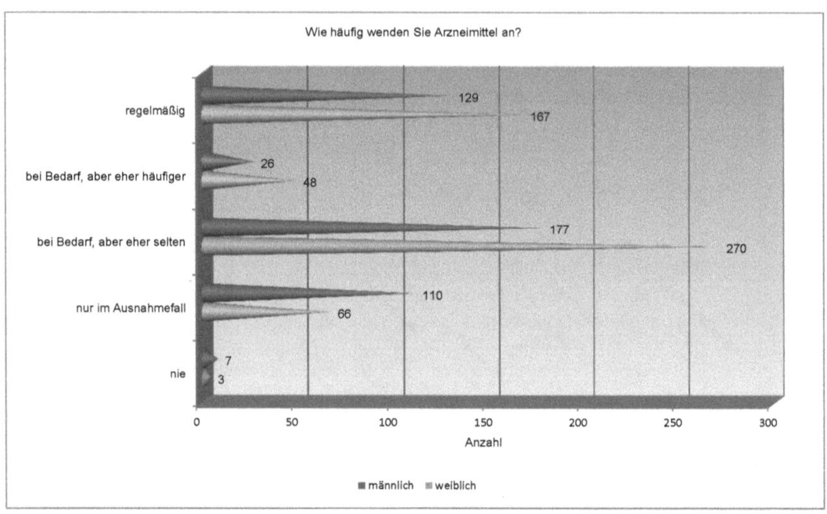

Abbildung 5-4 Einschätzung der Arzneimittelanwendungshäufigkeit (n=1.003; 554=weiblich; 449=männlich)

Quelle: Eigene Online-Befragung

Die Prüfung mit Chi-Quadrat Test auf Unabhängigkeit der Verteilung der Arzneimittelnutzung und dem Alter, ergibt eine Signifikanz. Die Häufigkeit der Arzneimittelanwendung unterscheidet sich bezüglich des Alters $\chi^2(16, n=1.003)=221.46$, $p <.001$. Die Altersklassen 46 bis 55 Jahre und 56 Jahre und älter nehmen Arzneimittel regelmäßiger ein.

5.2 Informationsverhalten der Befragten

Zur Einschätzung des Informationsverhaltens der Befragten wurden Daten zur Verwendung des Beipackzettels von Arzneimitteln erhoben. Hierbei wurden einerseits situative Kriterien abgefragt und andererseits wurde zwischen der Verwendung des Beipackzettels bei ärztlich verordneten und bei in der Apotheke selbst erworbenen Arzneimitteln unterschieden. Des Weiteren wurden Daten zur Nutzung des Internets zur Information über Arzneimittel erhoben, wobei hier die Nutzungshäufigkeit und im weiteren Verlauf im Falle der Nutzungsbejahung (n=760) Angaben zu den verwendeten Gesundheitsportalen erbeten wurden.

5.2.1 Packungsbeilage als Informationsquelle

Die Packungsbeilage, oder auch Beipackzettel, wird zu 32,9 Prozent immer als Informationsquelle und zu 33,9 Prozent überwiegend bei neuen Arzneimitteln als Informationsquelle genutzt. 2,4 Prozent geben an, die Packungsbeilage nie zu lesen. Frauen und Männer unterscheiden sich auch in der Verwendung der Packungsbeilage. 38,8 Prozent der befragten Frauen nutzen die Packungsbeilage immer als Informationsquelle. Bei den befragten Männern sind es 28,8 Prozent, die angeben den Beipackzettel immer zu nutzen. 0,9 Prozent der befragten Frauen nutzen den Beipackzettel nie. Hingegen nutzen 4,2 Prozent der befragten Männer den Beipackzettel nie. 24,3 Prozent der befragten Männer geben an, den Beipackzettel im Bedarfsfall bei aktuellen Fragen zu konsultieren. Bei den befragten Frauen sind es hingegen 14,8 Prozent, die den Beipackzettel im Bedarfsfall lesen. Die Verteilungen sind nicht unabhängig $\chi^2(5, n=1.003)=30.58$, $p < .001$. In der Verwendung des Beipackzettels unterscheiden sich Männer und Frauen signifikant. (Abbildung 5-5).

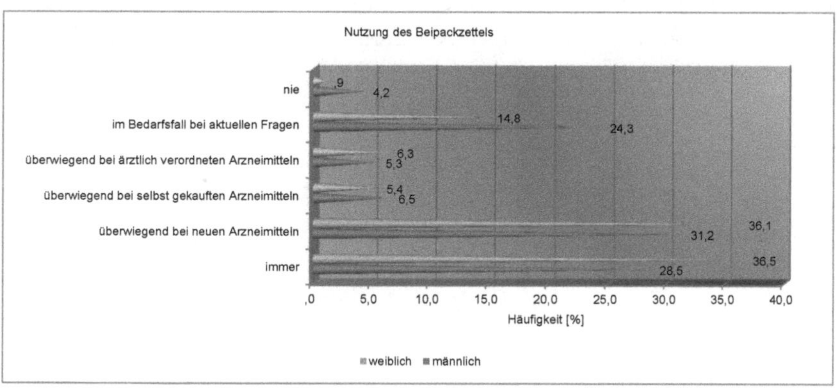

Abbildung 5-5 Nutzung des Beipackzettels Frage 7 (n=1.003; 554=weiblich; 449=männlich)

Quelle: Eigene Online-Befragung

Altersklassen bedingte Unterschiede bei der Nutzung des Beipackzettels sind nicht festzustellen $\chi^2(20, n=1.003) = 12.00$, n.s.

5.2.2 Nebenwirkungsrisiko und Information über Arzneimittel

Zur Bewertung des Umgangs der Konsumenten mit dem Nebenwirkungsrisiko bei der Anwendung von Arzneimitteln wurde differenziert nach ärztlich verschriebenen und selbst gekauften Arzneimitteln gefragt. Die Befragten hatten dabei die Möglichkeit bis zu zwei Antworten zu geben (n=1.003). Bei ärztlich verordneten Arzneimitteln (1.589 Nennungen) besteht in 55,2 Prozent der Fälle ein Vertrauen darauf, dass der Arzt mögliche Nebenwirkungen bei der Verordnung berücksichtigt hat, was zur Einnahme der Arzneimittel führt. In 30,1 Prozent der Fälle wird nach dem Lesen der Packungsbeilage entschieden, ob die Befragten das Arzneimittel einnehmen. 3,7 Prozent der Befragten lesen die Packungsbeilage ärztlich verordneter Arzneimittel nicht. In 14,1 Prozent der Fälle wird bei ärztlich verordneten Arzneimitteln der Beipackzettel als Informationsquelle herangezogen, wenn Nebenwirkungen vermutet werden. Bei selbst gekauften Arzneimitteln (1.529 Nennungen) vertrauen in 36,8 Prozent der Fälle die Befragten darauf, dass der Apotheker bei der Abgabe alle wichtigen Informationen übermittelt hat und nehmen die Arzneimittel ein. In 46,7 Prozent der Fälle entscheiden die Befragten bei selbst gekauften Arzneimitteln nach dem Lesen der Packungsbeilage, ob sie das Arzneimittel einnehmen. In 4,6 Prozent der Fälle lesen die Befragten den Beipackzettel nicht. In 16,8 Prozent der Fälle wird der Beipackzettel von selbst gekauften Arzneimitteln bei Vermutung einer Nebenwirkung von den Befragten gelesen (Abbildung 5-6).

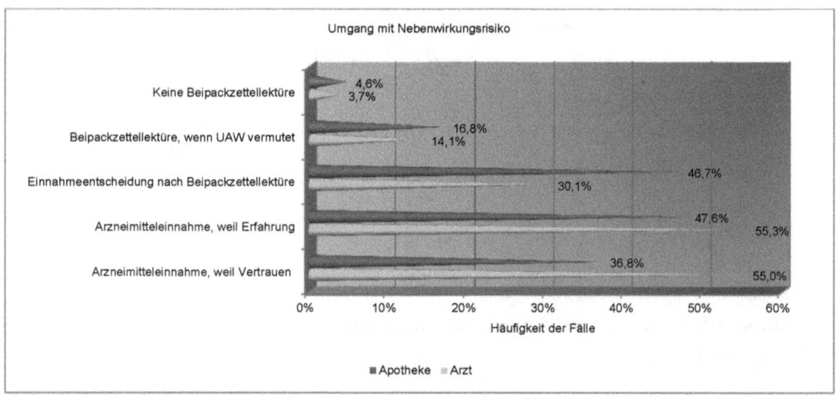

Abbildung 5-6 Umgang mit Nebenwirkungsrisiko differenziert zwischen ärztlich verordneten und selbst gekauften Arzneimitteln (n=1003; 1.589 und 1.529 Nennungen)

Quelle: Eigene Online-Befragung

5.2.3 Information über Arzneimittel aus dem Internet

Die Frage zur bedarfsweisen Nutzung des Internets zur Information über Arzneimittel beantworteten 760 oder 75,8 Prozent der Befragten mit „ja". 16,1 Prozent geben an, dies häufig zu tun. 243 der Befragten nutzen das Internet zur Informationsbeschaffung über Arzneimittel nicht. 156 oder 15,6 Prozent aller Befragten, die das Internet bisher nicht zum Zwecke der Arzneimittelinformation nutzen, um sich bei Bedarf über Arzneimittel zu informieren, können sich das jedoch für die Zukunft vorstellen. 8,7 Prozent fühlen sich gut informiert und sehen von der zusätzlichen Nutzung des Internets ab (Abbildung 5-7).

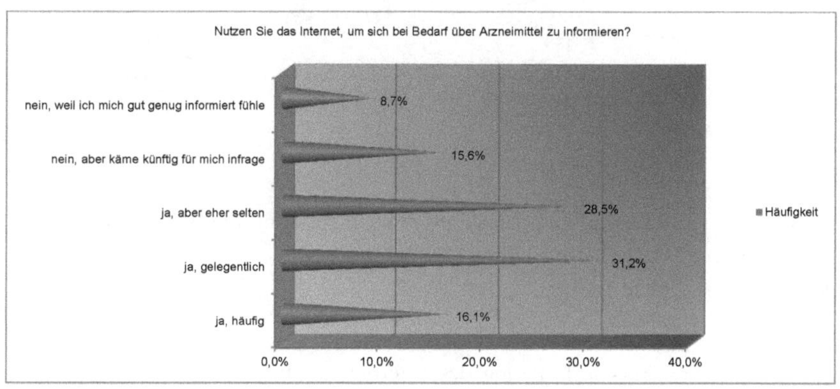

Abbildung 5-7 Internetnutzung zur Arzneimittelinformation (n=1.003)

Quelle: Eigene Online-Befragung

Bei der Internetnutzung zeigen sich Unterschiede in Bezug auf Alter (Abbildung 5-8) und Geschlecht (Abbildung 5-9).

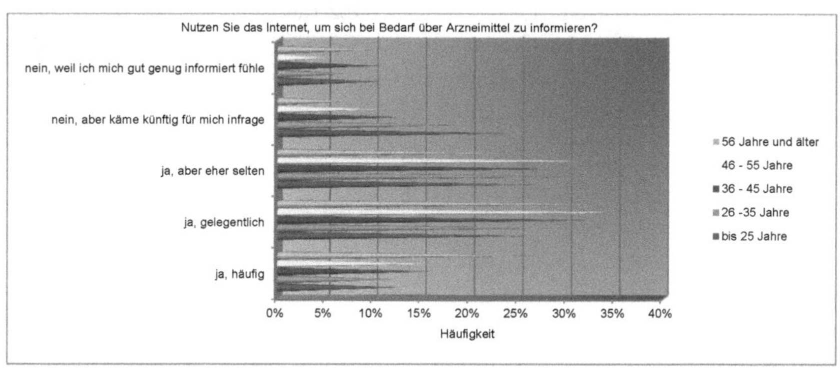

Abbildung 5-8 Internetnutzung zur Arzneimittelinformation in Bezug auf Alter (n=1.003)
Quelle: Eigene Online-Befragung

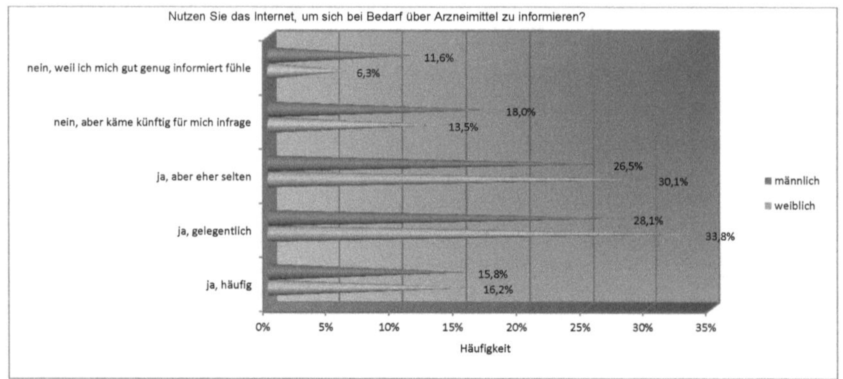

Abbildung 5-9 Internetnutzung zur Arzneimittelinformation in Bezug auf Geschlecht (n=1.003; 554=weiblich; 449=männlich)
Quelle: Eigene Online-Befragung

Mit dem Alter nimmt die Nutzung des Internets als Informationsquelle für Arzneimittel zu $F(4, 998)=6.77$, $p < .001$. Frauen nutzen das Internet häufiger als Männer $t(1.001)=2.92$. $p< .005$. In Bezug auf den Bildungsgrad zeigt sich kein signifikanter Unterschied.

5.2.4 Nutzung des BARMER GEK Internetauftritts

Von den 760 Befragten, die das Internet zur Informationsbeschaffung über Arzneimittel einsetzen[49], nutzen 21,3 Prozent oder 162 Befragte auch den Internetauftritt der BARMER GEK zu diesem Zweck. 78,7 Prozent oder 598 nutzen den BARMER GEK Internetauftritt dafür nicht. Eine erhebliche Unterscheidung nach Geschlecht ist nicht zu erkennen (Abbildung 5-10).

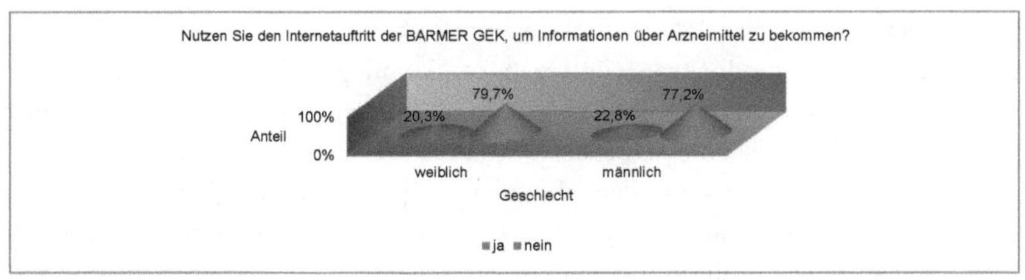

Abbildung 5-10 Nutzung des BARMER GEK Internetauftritts (n=760)

Quelle: Eigene Online-Befragung

5.2.5 Gesundheitsportale

Die 760 Befragten, die Frage 10 mit „ja" beantworten, wurden gebeten anzugeben, welche Gesundheitsportale sie nutzen. Bei dieser Frage konnten Mehrfachnennungen erfolgen und andere Gesundheitsportale angegeben werden.

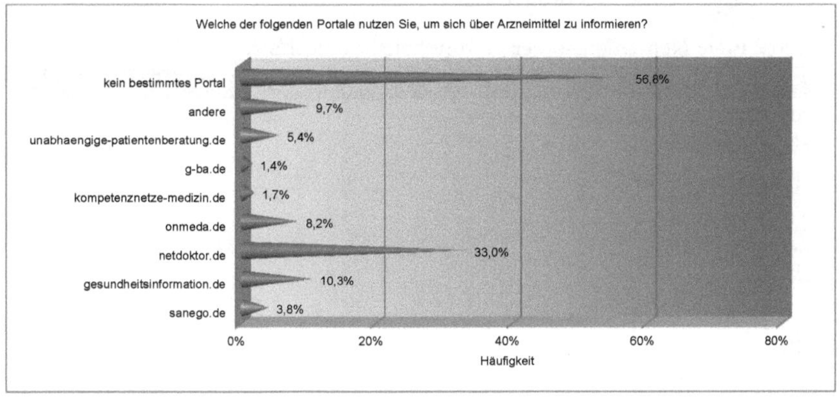

Abbildung 5-11 Gesundheitsportale (n=760; Nennungen=991)

Quelle: Eigene Online-Befragung

Werden Gesundheitsportale zur Informationsbeschaffung genutzt, so geben 56,8 Prozent dieser Nutzer an, kein bestimmtes Portal bzw. mehrere zu nutzen. 33,0 Prozent nutzen gezielt das Angebot von netdoktor.de. 10,3 Prozent suchen Informationen über das Internetangebot gesundheitsinformation.de. Onmeda.de wird von 8,2 Prozent genannt, während 5,4 Prozent das Angebot unabhaengige-patientenberatung.de benennen. Das Angebot von Sanego.de nutzen 3,8 Prozent der Befragten. Die Portale kompetenznetze-medizin.de und g-ba.de werden in 1,7

Prozent beziehungsweise 1,4 Prozent genannt (Abbildung 5-11). Die Option zur Angabe anderer Gesundheitsportale ergab 74 Nennungen (Tabelle 2). Die Angaben werden in kommerzielle, nicht-kommerzielle Angebote sowie Foren, Suchmaschinen und Wikipedia unterschieden. Angaben, die nicht eindeutig auf ein Gesundheitsportal hinweisen, wurden als „nicht näher bestimmt" kategorisiert. 32 Nennungen betreffen kommerzielle Angebote, wobei hier pharmazeutische Hersteller und Apotheken mit 25 Nennungen dominieren. Zwei Nennungen bezeichnen Angebote des Wort und Bild Verlags. 23 Nennungen fallen auf die Suchmaschine Google. Die vier nicht-kommerziell einzustufenden Nennungen sind zwei Angebote der GKV. Die Internetenzyklopädie Wikipedia wird siebenfach genannt. Jeweils eine Nennung erfolgte für das Internetportal der Bundesoberbehörde BZgA sowie für eine Gesundheitsseite im Internetportal des MDR. Drei Nennungen sind nicht näher bestimmt weisen aber auf die Nutzung von Patientenforen hin. Fünf weitere Nennungen sind ebenfalls nicht näher bestimmt und können auch keiner Kategorie zugeordnet werden.

Tabelle 2 Freie Nennung anderer Gesundheitsportale in Frage 12 (n=74)

Kategorie	Summe von Nennungen
Kommerzielles Angebot	**32**
Apotheke	12
Pharmazeutischer Hersteller	13
Nicht näher bestimmt	1
Verlagsangebot	2
Sonstige	4
Nicht-Kommerzielles Angebot	**4**
GKV	2
Öffentlicher Rundfunk	1
Bundesoberbehörde	1
Suchmaschine	**23**
Google	23
unbestimmt	**5**
Nicht näher bestimmt	5
Lexikon	**7**
Wikipedia	7
Foren	**3**
Nicht näher bestimmt	3
Gesamtergebnis	74

Quelle: Eigene Online Befragung

5.2.6 Information der BARMER GEK

In engem Zusammenhang mit der Zielstellung dieser Arbeit wurde gefragt, ob es begrüßt würde, wenn die BARMER GEK umfassender über Medikamente informieren würde. Diese Frage wird von 69,8 Prozent als zutreffend eingeschätzt. Für 23,8 Prozent der Befragten trifft diese Aussage eher nicht zu und für 6,4 Prozent überhaupt nicht (Abbildung 5-12).

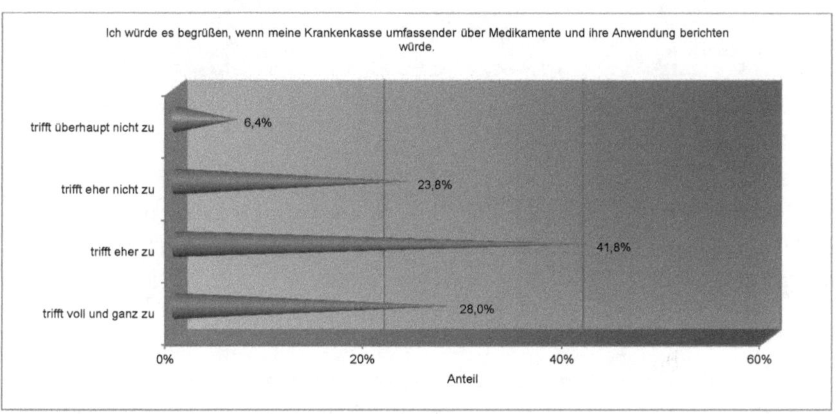

Abbildung 5-12 Einstellung gegenüber umfassenderen Informationen über Arzneimittel durch die BARMER GEK (n=1.003)

Quelle: Eigene Online-Befragung

Dabei gibt es keinen Unterschied zwischen Männern und Frauen bei der Frage, ob mehr Information über Arzneimittel von Seiten der BARMER GEK begrüßt würde (Abbildung 5-13).

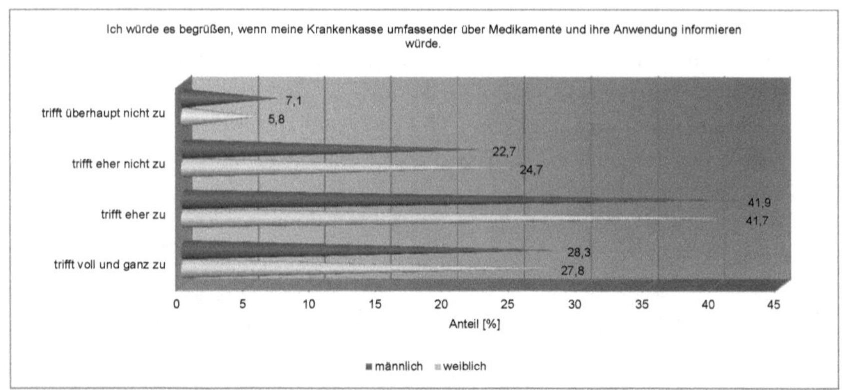

Abbildung 5-13 Einstellung gegenüber umfassenderen Information über Arzneimittel durch die BARMER GEK nach Geschlecht differenziert (n=1.003; weiblich=554; männlich=449)

Quelle: Eigene Online-Befragung

In Bezug auf Alter und Anwendungshäufigkeit zeigen sich Unterschiede im Antwortverhalten. Die Gruppe der Befragten bis 25 Jahre zeigt geringere Zustimmung für mehr Informationen durch die Krankenkasse (Abbildung 5-14).

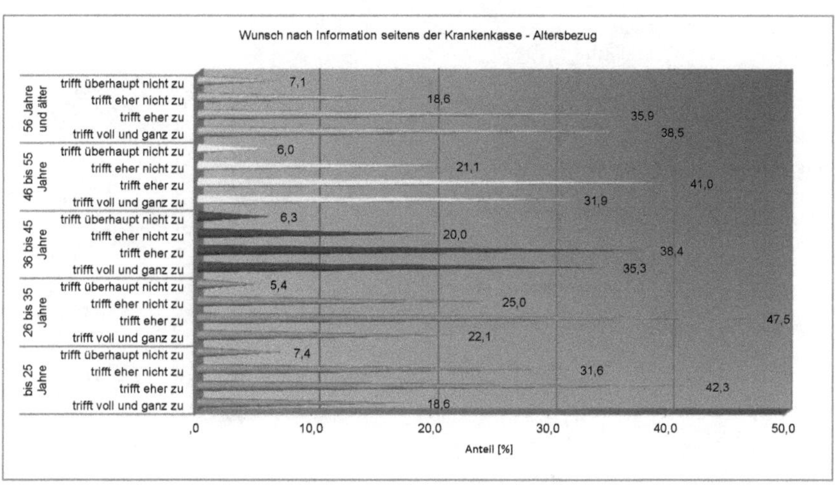

Abbildung 5-14 Einstellung gegenüber umfassenderen Informationen über Arzneimittel durch die BARMER GEK in Bezug auf das Alter der Befragten (n=1.003)

Quelle: Eigene Online-Befragung

5.3 Umgang mit Erfahrungen mit Arzneimitteln

5.3.1 Eigene Erfahrungen mit Arzneimitteln

Zur Frage nach eigenen Erfahrungen mit Arzneimitteln gab es sieben Antwortvorgaben und die Möglichkeit einer freien Aussage zu Erfahrungen. Mehrfachnennungen waren möglich (n=1.002; 1.532 Nennungen). In 35,7 Prozent der Fälle werden Lesbarkeit und Verständnis der Packungsbeilage als Arzneimittelerfahrung angegeben. In 30,7 Prozent der Fälle sind unerwünschte Nebenwirkungen die Art der Erfahrung. In 25,1 Prozent der Fälle ist es ein Austausch eines vom Arzt verordneten Arzneimittels durch die Apotheke, der als Erfahrung genannt wird. Keine Erfahrungen im Sinne der Auswahlmöglichkeiten sind in 36,4 Prozent der Fälle angegeben. Während 5,6 Prozent pharmazeutische Mängel als Erfahrung nennen, geben 1,8 Prozent sonstige Erfahrungen an. Erfahrungen verteilen sich vergleichbar über die Geschlechter (Abbildung 5-15).

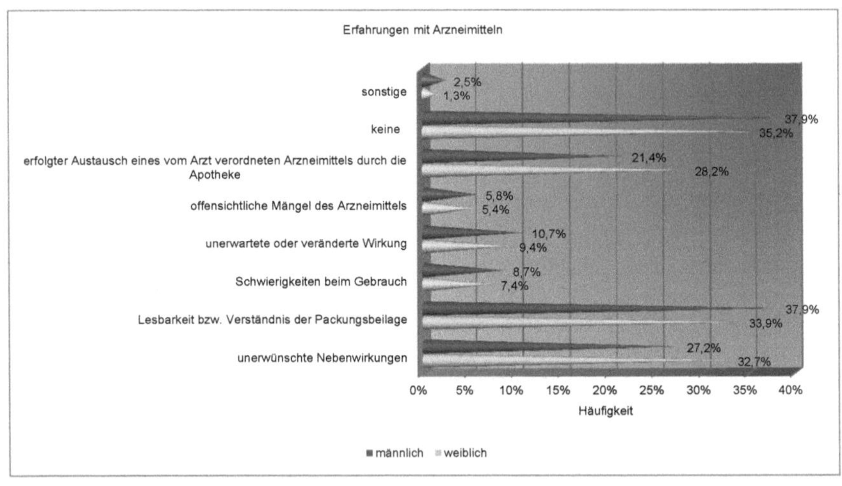

Abbildung 5-15 Erfahrungen mit Arzneimitteln (n=1.002; 850=Nennungen weiblich; 682=Nennungen männlich)

Quelle: Eigene Online-Befragung

Zu den sonstigen Erfahrungen, die in 1,8 Prozent der Fälle angegeben wurden, zählen Lesbarkeitsschwierigkeiten mit dem Beipackzettel, Fehler in der Packungsbeilage, verschiedene Erfahrungen zur Wirkung, wie „keine Wirksamkeit", „Wirkungslosigkeit", „geringe", „schlechte", „nicht merkbare" oder auch „keine" Wirkung, aber auch „unerwartet positive" oder zu „99% gute" Erfahrungen. Auch Unkenntnisse über Wirkung von Arzneimitteln bei Ärzten und Kombinationen wegen multiplen Erkrankungen werden als Erfahrung genannt. Daneben wurden aber auch Marktrücknahme gut verträglicher Arzneimittel, Nichtlieferbarkeit von Reimporten und daraus resultierende Probleme als Erfahrung bezeichnet. Eine weitere Erfahrung sind intransparente Kosten und Zuzahlungen. Die Zuordnung der Antworten zu den gewählten Kategorien zeigt, dass Erfahrungen, die mit unerwarteter oder veränderter Wirkung beschrieben werden können, in sieben Fällen genannt werden. Daneben können drei Erfahrungen der Therapie zugeordnet werden. Zwei Erfahrungen betreffen die Verfügbarkeit eines Arzneimittels. Eine Nennung konkretisiert Erfahrungen zu Lesbarkeit und Verständnis der Packungsbeilage. Die Erfahrung „Fehler in der Packungsbeilage" kann als offensichtlicher Mangel eingestuft werden (Tabelle 3).

Tabelle 3 Kategorisierung von Erfahrungen „Sonstige“ (n=16)

Kategorie der Erfahrung	Anzahl Nennungen
Erstattungspraxis	1
Lesbarkeit und Verständnis Beipackzettel	1
offensichtliche Mängel des Arzneimittels	1
Sonstige	1
Therapie	3
unerwartete/ veränderte Wirkung	7
Verfügbarkeit	2
Gesamtergebnis	16

Quelle: Online Befragung BARMER GEK

5.3.2 Berichtenswerte Erfahrungen der Befragten

Die Frage nach berichtenswerten Erfahrungen wird von 19 Prozent oder 191 der Befragten bejaht. 68,2 Prozent oder 684 der Befragten beantworten diese Frage mit „nein“. 12,8 Prozent oder 128 wissen es nicht (n=1.003) (Abbildung 5-16).

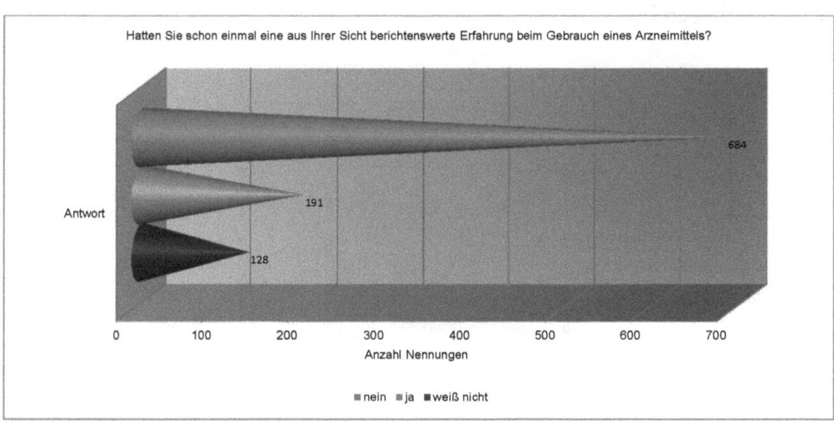

Abbildung 5-16 Berichtenswerte Erfahrungen (n=1.003)

Quelle: Eigene Online-Befragung

5.3.3 Umgang mit Erfahrungen zu Arzneimitteln

Zum Umgang mit Erfahrungen bei der Arzneimittelanwendung wurde den Befragten, die berichtenswerte Erfahrungen gemacht hatten (n=191), eine Auswahl an Antwortvorgaben bezüglich etwaiger Meldewege vorgegeben, wobei mehrere Antworten möglich waren (Nennungen=258). In 83,8 Prozent wurde der behandelnde Arzt als Ansprechpartner für Erfahrungsberichte genannt, in 18,8 Prozent der Fälle der Apotheker. In 6,8 Prozent wurden die Erfahrungen anderen Konsumenten berichtet. Auch gegenüber Krankenkassen (4,2 Prozent), Hersteller (2,6 Prozent), oder eine unabhängige Verbraucherberatung (1,0 Prozent) wurde über Erfahrungen berichtet. 9,4 Prozent haben ihre Erfahrungen niemandem berichtet. 16 Nennungen gab es bei der Antwortvorgabe „sonstigen". Kein Befragter hat seine Erfahrung einer Arzneimittelzulassungsbehörde gemeldet.

5.3.4 Hypothetischer Umgang mit Erfahrungen

Den Befragten mit berichtenswerten Erfahrungen wurde zusätzlich die hypothetische Frage gestellt, wem sie Erfahrungen künftig berichten würden (n=191). Es konnten mehrere Antworten gegeben werden (Nennungen=373). In 93,2 Prozent der Fälle wurde der behandelnde Arzt genannt. Der Apotheker wird in 40,8 Prozent der Fälle angegeben. Die Krankenkasse wird in dieser hypothetischen und zukunftsorientierten Fragestellung mit 21,5 Prozent und andere Konsumenten mit 12,0 Prozent erwähnt. In 2,1 Prozent der Fälle würden die Befragten niemandem über Erfahrungen berichten (Abbildung 5-17).

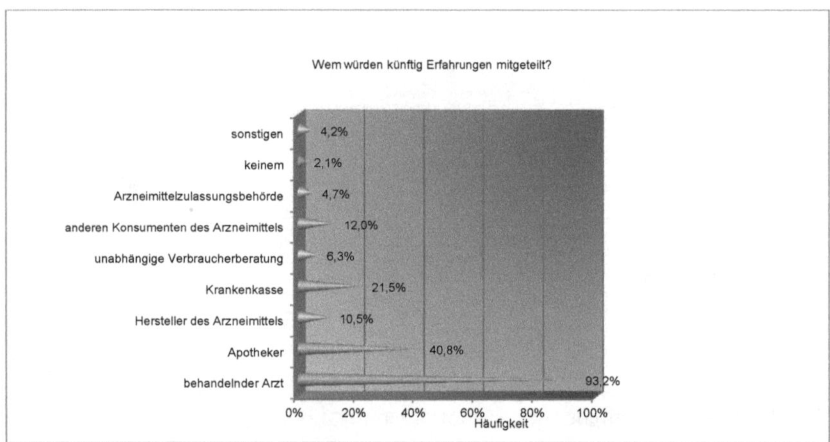

Abbildung 5-17 Hypothetischer Umgang mit Erfahrungen bei Befragten, die berichtenswerte Erfahrungen hatten (n=191; Nennungen=373)

Quelle: Eigene Online-Befragung

5.4 Erfahrungsaustausch über Arzneimittel unter Konsumenten

Die Einstellung der an der Befragung teilnehmenden Versicherten der BARMER GEK zum Erfahrungsaustausch wird mehrheitlich positiv gewertet. Mittels bivariater Analysen wurden verschiedene Aspekte näher betrachtet.

5.4.1 Alter

Die positive Bewertung des Erfahrungsaustauschs zu Arzneimitteln unter Konsumenten nimmt mit dem Alter der Befragten ab (Abbildung 5-18).

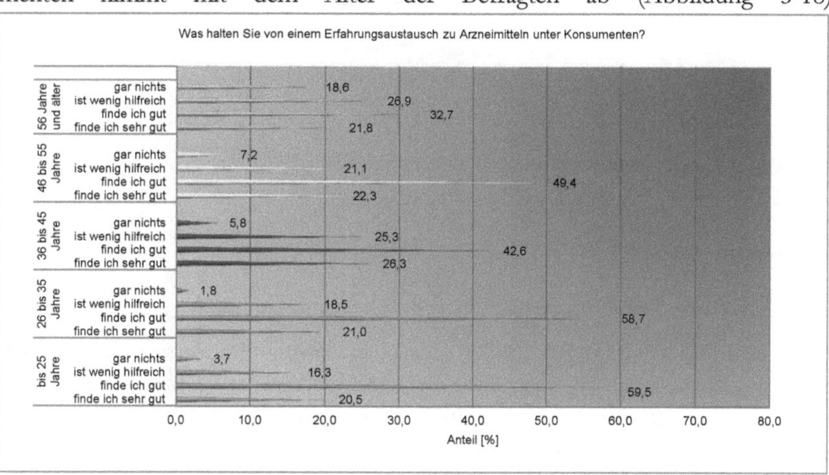

Abbildung 5-18 Bewertung des Erfahrungsaustausch unter Konsumenten nach Alter (n=1.003)

Quelle: Eigene Online-Befragung

5.4.2 Geschlecht

Frauen bewerten mit 75,3 Prozent einen Erfahrungsaustausch zu Arzneimitteln unter Konsumenten positiver als Männer mit 69 Prozent (Abbildung 5-19).

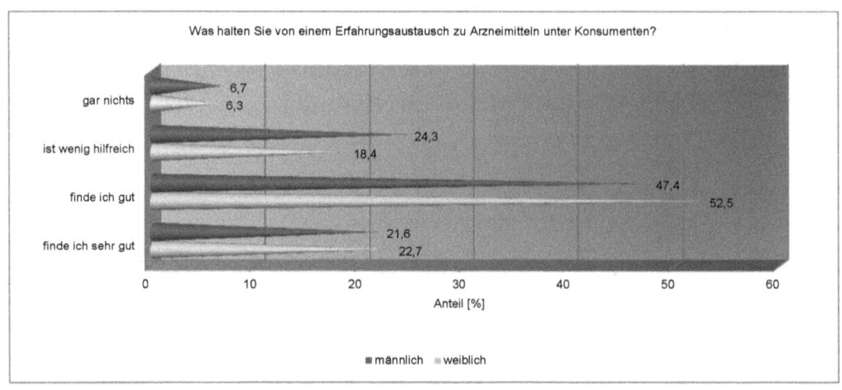

Abbildung 5-19 Bewertung des Erfahrungsaustauschs unter Konsumenten nach Geschlecht (n=1.003; weiblich=554; männlich=449)

Quelle: Eigene Online-Befragung

5.5 Nutzung eines Angebotes zum Erfahrungsaustausch

Die hypothetische Frage, ob ein Angebot einer Online-Plattform im Internetauftritt der BARMER GEK zum anonymen Austausch von Erfahrungen genutzt würde, bejahen 724 der Befragten. 279 der Befragten können sich nicht vorstellen, ein solches Angebot zu nutzen (Abbildung 5-20). Das entspricht 72,2 bzw. 27,8 Prozent der Befragten.

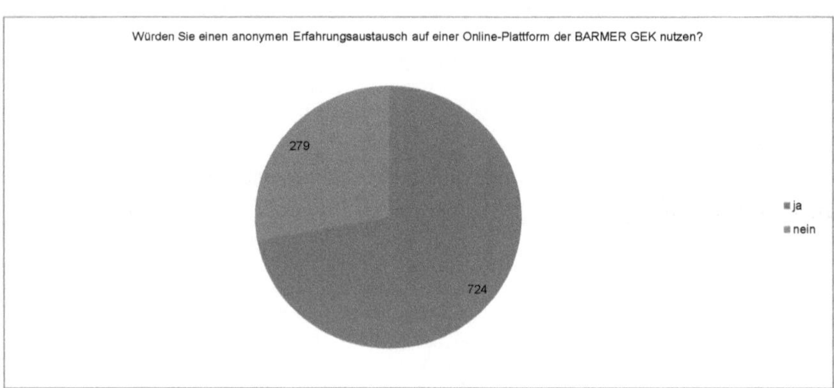

Abbildung 5-20 Nutzung eines Angebotes zum Erfahrungsaustausch (n=1.003)

Quelle: Eigene Online-Befragung

5.5.1 Nutzung nach Geschlecht

Bei der Frage der Nutzung eines entsprechenden Angebotes ihrer Krankenkasse antworten Frauen und Männer vergleichbar (Abbildung 5-21). 72,7 Prozent der Frauen und 71,5 Prozent der Männer würden das Angebot zum Erfahrungsaustausch über Arzneimittel nutzen (n=1.003).

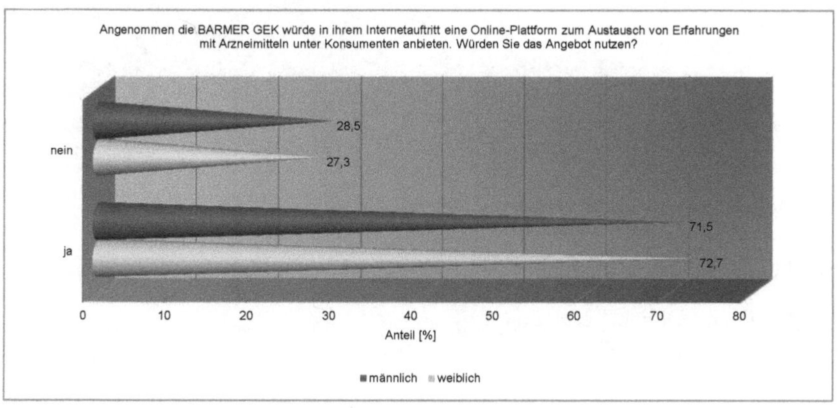

Abbildung 5-21 Online Plattform Nutzung und Geschlecht (n=1.003; weiblich=554; männlich=449)

Quelle: Eigene Online-Befragung

5.5.2 Nutzung nach Alter

Die Frage, ob das Angebot der Krankenkasse zu einer Online-Plattform für einen Erfahrungsaustausch unter Konsumenten genutzt würde, wird verstärkt in der Gruppe der Versicherten im Alter zwischen 46 und 55 Jahren positiv beantwortet. Jüngere und ältere Versicherte verneinen diese Frage häufiger (Abbildung 5-22).

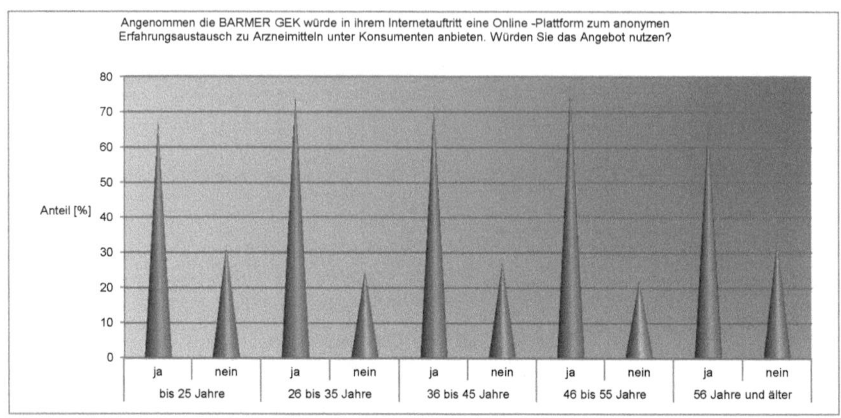

Abbildung 5-22 Nutzung Online Angebot nach Alter (n=1.003)

Quelle: Eigene Online-Befragung

6 Diskussion der Ergebnisse

Die Versicherten im befragten Panel zeigen nach Angaben des Anbieters großes Interesse (88,7 Prozent)[50] an Fragen zur Gesundheit. Das Panel bildet die GKV jedoch nicht idealtypisch ab. Die vorliegenden Umfrageergebnisse können somit für eine Aussage in Bezug auf die GKV nur bedingt verwendet werden.

6.1 Aussagekraft der Studie

Ein kritischer Punkt von Befragungen ist der Datenschutz. Die Wahrung des Datenschutzes und der Anonymität des Antwortenden können zwar durch Begleitschreiben versichert werden, aber Vorbehalte können dazu führen, dass Rücklaufquoten gering sind. Bei einer Befragung ohne Medienbruch ist von einer Rücklaufquote zwischen 5 und 25 Prozent auszugehen. Unter Berücksichtigung von geringen Rücklaufquoten ist bei Befragungen eine entsprechend große Anzahl von Anschreiben zu versenden. Ebenso wichtig für die Entscheidung, welche Art der Befragung durchgeführt wird, ist die Frage der Kosten, des Zeitaufwandes und der zur Verfügung stehenden personellen Ressourcen. Fragebögen, die vom Befragten ausgefüllt zurück zu senden sind, müssen erst in einer Datenbank erfasst werden. Die gewählte Art der Online Befragung in einem Panel von 65.000 Personen mit einem BARMER GEK Anteil von 13 Prozent gewährleistete eine gesicherte Anzahl ausgefüllter Fragebögen mit sofortiger Erfassung in einer Datenbank zu einem wirtschaftlich angemessenen Preis. Online-Befragungen schließen jedoch Personen aus, die keinen Zugang zum Internet haben oder diesen Kommunikationsweg aus unterschiedlichen Gründen nicht nutzen möchten. Dies ist für die Ergebnisbewertungen von Fragestellungen, die für eine Gesamtpopulation getroffen werden, von Nachteil. Somit ist das Gesundheitspanel nicht repräsentativ für die anzunehmende Infrastruktur der Versicherten der BARMER GEK. Der Zugriff auf eine mit Online-Befragungen erfahrene Population im Gesundheitspanel erfolgt in der vorliegenden Untersuchung jedoch in der für die wesentliche Fragestellung relevanten Zielgruppe, der Konsumenten mit Internetkenntnissen. Ebenso ist das Ergebnis in Bezug auf die Altersstruktur der BARMER GEK nicht repräsentativ, da die Befragung Personen unter 18 Jahren ausschließt und überdies eine geringe Beteiligung von Personen über 65 zu verzeichnen war. Mehrheitlich lag bei den Befragten ein hoher Ausbildungsgrad vor. Der überwiegende Teil der Befragten wendet Arzneimittel an. Die Befragten sind somit als Experten bezüglich des Befragungsschwerpunktes, die Bereitschaft der Konsumenten zur Berichterstattung von Erfahrungen mit Arzneimitteln auf einem Portal einer Krankenkasse zu erfahren, einzustufen. Auf der Basis von 1.003 Teilnehmern der Befragung kann eine zuverlässige Aussage für die Altersklassen der Befragten speziell aus Sicht der BARMER GEK getroffen werden.

6.2 Informationsverhalten

Das Internet ist in der heutigen Informationsgesellschaft wesentliche Quelle der Informationsbeschaffung. Im Dezember des Jahres 2010 veröffentlichte der Bundesverband der Informationswirtschaft Bitkom das Ergebnis einer von ihm in Auftrag gegebenen Umfrage des Forsa-Instituts. Demnach suchen 37 Prozent der Internetnutzer Rat zu Gesundheitsfragen auf Online-Portalen.[51] Das entspricht 19 Millionen Bundesbürgern. Nach dieser Umfrage nutzen 30-49-jährige mit einem Anteil von 43 Prozent Online-Ratgeber am häufigsten. Bei den älteren Bundesbürgern ab 65 Jahren liegt der Anteil bei 36 Prozent. Frauen nutzen mit 40 Prozent Anteil gegenüber 33 Prozent bei Männern das Internet häufiger für Gesundheitsfragen. Bitkom empfiehlt die Nutzung seriöser Gesundheitsportale und nennt in diesem Zusammenhang apothekenumschau.de, netdoktor.de sowie vitanet.de. Ebenso bezieht sich Bitkom auf den Gesundheitsportal-Test der Stiftung Warentest im Juni des Jahres 2009 und empfiehlt die gleichzeitige Nutzung mehrerer Gesundheitsportale für die Recherche. Ein Zeichen für Qualität und Vertrauenswürdigkeit stellt das Qualitätssiegel der Health on the Net Foundation dar, der so genannte HONcode. Auch in dem im Jahr 2007 im Auftrag des österreichischen Gesundheitsministeriums für Gesundheit, Familie und Jugend erstellten Bericht „Qualität für Gesundheitsportale“ des Instituts für Informationssysteme des Gesundheitswesens, UMIT, kommen die Autoren zum Fazit, dass neben der Einhaltung bestimmter Kriterien ein Gesundheitsportal eine HON-Zertifizierung haben sollte.[52]

In der eigenen Befragung bestätigt sich das auch anderweitig dokumentierte Informationsverhalten der Bundesbürger. Mit 78 Prozent liegt der Anteil derjenigen, die im Internet nach Informationen suchen, noch über den Zahlen Bitkom-Befragung. Diese schloss jedoch auch Personen ab 14 Jahren ein, und die Befragung der BARMER GEK belegt, dass die Nutzung des Internets für gesundheitliche Fragestellungen bei Personen zwischen 18 und 25 Jahren geringer ist als bei älteren. Die Information zu Arzneimitteln kann vielfältiger Natur sein. Bei der Fülle der Gesundheitsportale im engeren Sinn und Informationsangeboten zum Thema Gesundheit im weiteren Sinn ist deshalb immer eine Selektion durch den individuellen Nutzer erforderlich. Die im Fragebogen vorgegebene Auswahl der Portale orientierte sich einerseits an einer Gesundheitsportalübersicht im Medknowledge Suchkatalog[53] und ergänzend an einen Testbericht der Stiftung Warentest

Heft 6/2009 sowie andererseits an einer subjektiven Auswahl und Bewertung von Internetangeboten. Die Nennungen zeigen, dass wesentliche Gesundheitsportale in den Antwortvorgaben bezeichnet waren. Die Antwortvorgaben sind in kommerzielle und nicht-kommerzielle Angebote zu differenzieren. Das zur Holzbrinck-Gruppe gehörende Gesundheitsportal netdoktor.de, das im Test der Stiftung Warentest die Bewertung „gut" (2,5) bekommen hat, zeigt mit 33 Prozent einen hohen Nutzungsgrad.[54] Gute Bewertungen und HON-Zertifikat schützen jedoch nicht grundsätzlich vor fachlich-inhaltlichen Fehlern. Beispielweise wurde dort bei einer im Januar des Jahres 2011 erfolgten Recherche ein im Mai des Jahres 2010 zurückgerufenes Arzneimittel in einer Arzneimittelauswahl noch immer als auf dem Markt verfügbar angezeigt.[55,56]

Die Gesundheitsportale vitanet.de und gesundheitPro.de, die in Stiftung Warentest ebenfalls mit „gut" (2,5) bewertet worden sind, hätten durch die Befragten unter „Andere" genannt werden können. Vitanet.de ohne Nennung und GesundheitPro.de mit einer Nennung spielen aber offenbar bei den Befragten keine herausragende Rolle in der Informationsbeschaffung zu Arzneimitteln. Das mit der Bewertung „befriedigend" (2,7) geringfügig schlechter bewertete Gesundheitsportal onmeda.de, das zum Axel-Springer-Konzern gehört, hat mit einem Wert von 8,2 Prozent einen erheblichen Rückstand in der Bedeutung zur Informationsbeschaffung bei den Befragten. Für andere mit „befriedigend" bewertete Gesundheitsportale wie gesundheit.de oder MedizInfo gilt auch die Feststellung, dass sie keine herausragende Rolle in der Informationsbeschaffung zu Arzneimitteln bei den Befragten spielen. Stiftung Warentest schreibt hierzu:

> „Weitaus weniger multimedial ist das Portal MedizInfo. Ruft der Nutzer die Website auf, wird er von einer Textfülle erschlagen. ... Optisch scheint das 1996 gegründete Portal noch in der Gründerzeit des World Wide Web verhaftet. Seiner Beliebtheit in Laienkreisen tut das aber offenbar keinen Abbruch: Nach Zugriffszahlen rangiert MedizinInfo gleich hinter netdoktor.de und Onmeda auf Platz drei."[57]

Das Gesundheitsportal onmeda.de liegt zum Zwecke der Informationsbeschaffung deutlich vor Internetangeboten wie gba.de oder sanego.de, während gesundheitsinformation.de, das Gesundheitsportal des IQWiG, in der spezifischen Nennung mit 10,3 Prozent die zweitgrößte Bedeutung hat. Sowohl gba.de als auch gesundheitsinformation.de sind im weitesten Sinn der GKV zuzuordnen und nichtkommerzieller Natur.

Die Versicherten der BARMER GEK nutzen den Internetauftritt der BARMER GEK mit 21,3 Prozent zu Arzneimittelinformationszwecken auf den ersten Blick zu einem relativ geringen Anteil. Dieser Wert relativiert sich jedoch, wenn man ihn mit Nennungshäufigkeiten verschiedener Gesundheitsportale vergleicht. Insgesamt zeigen die Nutzungshäufigkeiten verschiedener Internetangebote, dass der Internetauftritt der BARMER GEK zwar das Vertrauen der Kunden genießt, dass aber eine bessere intensivere Nutzung möglich ist. Immerhin 69,8 Prozent aller Befragten würden es begrüßen, wenn die BARMER GEK umfassender über Medikamente und ihre Anwendung berichten würde. Die Häufigkeit des Ausweichens auf die Antwortvariante „keine bestimmte Portale" belegt, dass die Vielfalt der Angebote auch zu einer gewissen Orientierungslosigkeit führen kann. Auch Stiftung Warentest stellt schon fest, dass ein Abgleich verschiedener Informationsangebote wichtig ist und empfiehlt, bei Recherchen mehrere Portale, vorzugsweise die Testsieger, parallel zu nutzen. Das Antwortverhalten der Konsumenten kann jedoch auch so gedeutet werden, dass sie sich nicht auf konkrete Portale festlegen wollen. Dies ist gleichzeitig Stärke und Gefahr von intelligenten Suchmaschinen. Und so verwundert es nicht, dass die Suchmaschine Google bei den genannten „anderen" Gesundheitsportalen von großer Bedeutung ist, weil sie eine eher offene, bedarfsorientierte und wenig fixierte Suchstrategie zu Fragestellungen der Arzneimittelinformation ermöglicht. Erhebliche Bedeutung haben zudem Internetangebote von (Versand-) Apotheken. Das Profil der bevorzugten Gesundheitsportale weist den Informationsschwerpunkt auf Preise und Bezugsquellen sowie zu Arzneimitteltherapien. Das für die Befragung entscheidende und differenzierende Kriterium der zur Auswahl gestellten Gesundheitsportale ist deren Finanzierung. Gesundheitsportale sind entweder kommerzielle oder nicht-kommerzielle Angebote. Private beziehungsweise kommerzielle Gesundheitsportale, deren Zweck darin besteht mit zielgerichteten Angeboten Nutzer anzulocken, um damit für die Generierung von Werbeeinnahmen attraktiv zu werden, dominieren den Markt. Nicht kommerzielle Angebote, deren Zweck die sachliche Informationsvermittlung zur Gesundheitsversorgung im Allgemeinen und zur Arzneimittelversorgung im Speziellen ist, spielen keine bedeutende Rolle bei der Informationsbeschaffung zu Arzneimitteln bei den Befragten (Tabelle 4). Ein Grund für eine schlechte Akzeptanz nichtkommerzieller Angebote kann darin bestehen, dass sich Konsumenten von sachlich aufbereiteten Angeboten nicht angesprochen fühlen, oder in der komplizierten Materie durch die Verwendung verschiedener Begrifflichkeiten für grundsätzliche gleiche Sachverhalte die Übersicht verlieren .

Tabelle 4 Kategorien der vorgegebenen Gesundheitsportale (n=991)

Kategorie	Anzahl Nennungen
Kommerzielles Angebot	**342**
netdoktor.de	251
onmeda.de	62
sanego.de	29
Nicht-Kommerzielles Angebot	**143**
g-ba.de	11
gesundheitsinformation.de	78
kompetenznetze-medizin.de	13
unabhaengige-patientenberatung.de	41
unbestimmt	**506**
andere	74
kein bestimmtes Portal	432
Gesamtergebnis	991

Quelle: Online Befragung BARMER GEK

Die Arzneimittel-Bundesbehörden BfArM und PEI sind zwei eigenständig agierende Institutionen und Quellen für Informationen zur Arzneimittelsicherheit. Im Jahr 2010 hat das BfArM unter der Rubrik „Pharmakovigilanz (Arzneimittelsicherheit)" 40 „Risikoinformationen" aus seinem Zuständigkeitsbereich veröffentlicht und entsprechend spezifiziert (Tabelle 5). In den Risikoinformationen, die sich nicht ausdrücklich an Verbraucher und Patienten richten, subsummiert das BfArM einerseits Informationen zu Fallberichtanalysen eines Arzneimittels andererseits sicherheitsrelevante Informationen zur Anwendung, zu UAW oder Missbrauch sowie Informationen zu Rückruf von Arzneimitteln oder Rücknahme der Zulassung. 17 Informationen waren Veröffentlichungen von Rote-Hand-Briefen der pharmazeutischen Unternehmen an Ärzte, weitere acht anderweitig veröffentlichte Informationsbriefe der pharmazeutischen Unternehmen. 15 Risikoinformationen erfolgten von Seiten der Zulassungsbehörden selbst.

Das PEI als zweite Arzneimittel-Bundesoberbehörde mit Zuständigkeit für die Zulassung von Impfstoffen und biomedizinischen Arzneimitteln, beispielsweise monoklonalen Antikörpern, veröffentlichte im gleichen Zeitraum elf vergleichbare Informationen (Tabelle 6).

Tabelle 5 Risikoinformationen des BfArM 2010

Grund der Risikoinformation	Anzahl
Änderung der Produktinformationen	5
Ankündigung einer Marktrücknahme	1
Anordnung zum Rückruf	1
Anwendung und Medikationsfehler	4
Anwendungsbeschränkungen	1
Chargenrückruf	2
Einleitung Bewertung von Studienergebnissen	1
Einleitung eines Risikobewertungsverfahren	1
Fallberichtanalyse	1
Indikation	1
Information über Feststellungsbescheid	1
Information über Widerruf der Zulassung in der EU	1
Interaktionen	2
Marktrücknahme	1
Missbrauch	1
Nebenwirkungen	9
Ruhen der Zulassung	1
Schriftliche Anhörung Stufenplanverfahren	1
Stellungnahme zu Studienergebnissen	1
Therapiekontrolle	2
Zusammenfassung eines Risikos	1
Korrektur Rote-Hand-Brief	1
Gesamtergebnis	**40**

Quelle: BfArM Pharmakovigilanz - Risikoinformationen[58]

Obwohl beide Bundesoberbehörden auf Basis des gleichen Gesetzes informieren, nutzen sie für den grundsätzlich gleichen Sachverhalt der Information über Arzneimittelrisiken verschiedene Begrifflichkeiten bzw. unterscheiden sich im Grad der Detailliertheit der gegebenen Informationen und in der aktiven Ansprache an Patienten und Verbraucher. Die differenziert Gestaltung der Internetportale der beiden Arzneimittel-Bundesbehörden mag das Selbstverständnis der eigenständigen Institutionen unterstreichen. Den Konsumenten kann es irritieren.

Tabelle 6 Sicherheitsinformationen für Patienten und Verbraucher

Grund der Sicherheitsinformation	**Anzahl**
Anwendung und Medikation	1
Information	3
Nebenwirkung	4
Ruhen der Zulassung	2
Stellungnahme	1
Gesamtergebnis	**11**

Quelle: PEI – Informationen für Patienten und Verbraucher - Archiv Texte zur Arzneimittelsicherheit[59]

Eine vergleichsweise gute Akzeptanz ist hingegen für das Informationsangebot des IQWiG zu verzeichnen. Diese ist vermutlich dem Bemühen um verständliche Information geschuldet, beispielsweise bei der laienverständlichen Aufbereitung von Auftragsgutachten für den G-BA in Zusammenhang mit Nutzenbewertungen für Arzneimittel. Das Angebot der Unabhängigen Patienteninformation Deutschlands, die in einem 10-jährigen Modellprojekt von den Krankenkassen gefördert wurde, und, nachdem die unabhängige Patientenberatung durch das AMNOG fester Bestandteil im SGB V geworden ist, im Rahmen einer Ausschreibung den Zuschlag für weitere zwei Jahre erhalten hat, wird erhebliche Anstrengungen unternehmen müssen, um eine ähnlich hohe Attraktivität für die Konsumenten zu erlangen und an Akzeptanz bei den Konsumenten zu gewinnen. Momentan nutzen nur wenige Versicherte der BARMER GEK dieses Angebot. Die Befragung zeigt, dass kommerzielle Angebote bei der Informationsbeschaffung über Arzneimittel bevorzugt genutzt werden. Da Fragen zu den Gründen oder der Motivation der Nutzung fehlen, mangelt es an bewertbaren Ergebnissen. So bleibt zu vermuten, dass die Angebote der anonymen Institutionen beispielsweise wegen mangelnder Bewerbung durch die Anbieter selbst oder im Falle der Angebote der gemeinsamen Selbstverwaltung durch die Krankenkassen als Bestandteil der gemeinsamen Selbstverwaltung der GKV wenig wahr genommen werden oder weniger bekannt sind. Zudem sind die Inhalte teilweise formaler Natur, häufig nicht primär für den Laien gedacht und oft auch sehr umfangreich. Zu bedenken ist weiterhin, dass die GKV schwerpunktmäßig verschreibungspflichtige Arzneimittel erstattet, so dass indirekt ein wesentlicher Bedarf zur Information über Arzneimittel für den Bereich der in der Apotheke gekauften (OTC-) Arzneimittel abgeleitet werden kann.

Pharmazeutische Hersteller haben eine erhebliche Bedeutung für die Konsumenten und ihre Informationsbeschaffung. Den von den Befragten gemachten Angaben ist jedoch nicht zu entnehmen, ob es sich um ausländische Portale pharmazeutischer Unternehmen handelt. Bei diesen wären neben Informationen zu Erkrankungen, Diagnose und allgemeinen Therapiemöglichkeiten auch Angaben zu verschreibungspflichtigen Arzneimitteln zu finden. Eine andere Motivation der Informationsbeschaffung ist bei den Nennungen zu vermuten, die sich auf Apotheken beziehen. Dies sind meist Versandapotheken, so dass davon auszugehen ist, dass die Selbstmedikation den Schwerpunkt darstellt. Offen bleibt, ob hier vor allem Preisvergleich und Bestellung die tragenden Inhalte der Information sind. In diesem Zusammenhang wäre zu erwarten gewesen, dass die Arzneimitteldatenbank der Stiftung Warentest, die den Versicherten von vielen Krankenkassen, auch der BARMER GEK, kostenfrei zur Nutzung angeboten wird, genannt wird. Schwerpunkt der Arzneimitteldatenbank der Stiftung Warentest sind Arzneimittel der Selbstmedikation. Kritisch ist daher anzumerken, dass keine Fragen zur Nutzung und Kenntnis der Arzneimitteldatenbank der Stiftung Warentest als Angebot der BARMER GEK gestellt wurde. Somit fehlt ein Beleg, ob dieses Angebot zur relativ hohen Nutzung des BARMER GEK Internetauftritts zum Zwecke der Information über Arzneimittel beiträgt. Andererseits wäre bei angemessen hoher Nutzungsrate eine Nennung unter „Andere" zu erwarten gewesen. Ebenso wenig präsent ist den Befragten das Angebot PharmNet.Bund, ein vom DIMDI betreutes Arzneimittel-Informationssystem, das die bundesweit vorliegenden amtlichen Daten über zugelassene Arzneimittel in Deutschland in einer Datenbank zusammenführt.[60] PharmNet.Bund ist ein Kooperationsprojekt der deutschen Zulassungsbehörden BfArM, PEI, BVL sowie dem RKI und der ZLG. Es soll nach eigenen Angaben als zentrale Plattform Recherchemöglichkeit beispielsweise zu Arzneimitteln für Patienten, Ärzte und Apotheker bieten. Zu vermuten ist, dass in beiden Fällen der erschwerte Zugang zum Portal als hohe Barriere für eine unkomplizierte und einfache Nutzung der Grund für die nicht vorhandene Akzeptanz ist. Möglicherweise sind es aber auch negative Erfahrungen im Falle des Versuchs einer Nutzung des Arzneimittelinformationssystems in PharmNet.Bund, wenn beispielsweise die Gebrauchsinformation eines verschreibungspflichtigen Arzneimittels nicht verfügbar ist.[61] Insgesamt zeigt die Auswertung zu den Gesundheitsportalen, dass die Informationssuche sehr breit angelegt ist und keinen erkennbaren Regeln folgt.

Die Nutzung des Internets, um sich bei Bedarf über Arzneimittel zu informieren, ist relativ unabhängig vom Bildungsstand. Frauen und Personen über 46 Jahren nutzen das Internet auffällig häufiger. Die Bedeutung nimmt auf den ersten Blick innerhalb der durch die Art der Befragung als Internet-affin einzustufenden Befragten mit dem Alter sogar zu. Diese Ergebnisse stehen im Einklang mit anderen Befragungen wie beispielsweise der Bitkom-Befragung. Kohlmann et al. beschrieben im Jahr 2002, dass es geschlechtsabhängige Unterschiede im Umgang mit Stress gibt. Frauen wählen demnach häufiger wachsame Strategien. Zu diesen wird auch die Informationssuche gezählt.[62]

Neben der Internet-gestützten Informationsbeschaffung zu Fragen über Arzneimittel spielt der Beipackzettel ebenfalls eine bedeutsame Rolle als Informationsquelle für die Befragten. Auch hier zeigen Frauen eine stärkere Nutzung der Packungsbeilage als Informationsquelle. Arora und McHorney haben im Jahr 2000 beschrieben, dass die Informationssuche vermutlich geschlechtsabhängig ist und Frauen ein größeres Interesse an der Partizipation in Behandlungsfragen zeigen.[63]

Die Gesellschaft befindet sich momentan im Aufbruch zu einer verstärkten partizipativen Gesundheitsversorgung. Das Internet wird in diesem Kontext eine zentrale Rolle einnehmen. Die zunehmende Mündigkeit des Konsumenten zeigt sich in der Befragung nicht zuletzt auch in der tendenziell geringeren Bedeutung, die dem Apotheker als Informationsquelle zu selbst gekauften Arzneimitteln beigemessen wird. Dies korrespondiert auch mit Entwicklungen, die im EU-Pharmapaket angelegt sind und in den kommenden Jahren zügig umgesetzt werden sollen. In Zeiten zahl- und umfangreicher Informationsangebote ist es nicht zu verhindern, dass die Konsumenten ein großes Bedürfnis nach Mitsprache in der Arzneimitteltherapie kommunizieren und sich beispielsweise gehäuft nach Lesen des Beipackzettels die Entscheidung der Einnahme des Arzneimittels vorbehalten, und zwar auch bei ärztlich verordneten und damit im Regelfall verschreibungspflichtigen Arzneimitteln. Die Bedeutung des Beipackzettels gibt wiederum insofern zu denken, als es Lese-, und Verständnisschwierigkeiten mit dem Beipackzettel sind, die als Erfahrung mit Arzneimitteln überwiegen – vor den unerwünschten Wirkungen, und dies in einer als gut gebildet einzuschätzenden Stichprobe. In einer Studie aus dem Jahr 2005 hatten WIdO und vzbv die Verständnisschwierigkeiten der Verbraucher mit Beipackzetteln belegt. Bei einem Drittel der Befragten in jener Studie führte dies zum Absetzen oder zur Nichtanwendung des Arzneimittels.[64] Im Jahr 2009 führten Schaefer et.al. eine Befragung durch, die Auswirkungen der gesetzlichen Überarbeitung der Anforderungen an die Struktur des Beipackzettels sowie den verpflichtenden Lesbarkeitstest auf Lesbarkeit und Verständnis von Beipackzetteln zum Ziel hatte.[65] Sie stellten fest, dass sich die Lesbarkeit verbessert hat, es jedoch immer noch erheblichen Bedarf an Information und Beratung zum Verständnis gibt, weil auch auf Grund unterschiedlicher Vorbildung und Kenntnis Fachbegriffe nicht richtig interpretiert werden.

6.3 Einstellung zum Erfahrungsaustausch

Der Erfahrungsaustausch zu Arzneimitteln unter Konsumenten ist ein Thema, dass ambivalent zu bewerten ist. In der konkreten Situation haben nur wenige Befragte mit Erfahrungen zu Problemen mit Arzneimitteln, anderen Konsumenten Probleme mit der Anwendung eines Arzneimittels mitgeteilt. Männer und Frauen haben ein vergleichbares Muster, Erfahrungen mit Arzneimitteln mitzuteilen. Der Arzt ist auch hier die wesentliche Vertrauensperson. Mit weitem Abstand folgt der Berufsstand der Apotheker. Andere denkbare Anlaufstellen wie pharmazeutische Unternehmen, Krankenkassen, unabhängige Verbraucherberatung oder Konsumenten spielen eine untergeordnete Rolle. Das Ergebnis spiegelt insofern die bisher in Deutschland praktizierte Informationsbereitstellung, die vor allem pharmazeutische Unternehmen bei der Information über verschreibungspflichtige Arzneimittel ausnimmt und zumindest bei diesen Arzneimitteln die Informationshoheit bei Ärzten und Apothekern stützt. Da Ärzte primäre Informationsquelle zu verschreibungspflichtigen Arzneimitteln sind, erscheint es nahe liegend, dass primär Ärzte als Ansprechpartner für Erfahrungen angesehen werden.

Allerdings ist die Mitteilungsbereitschaft sowohl bei den Befragten, die bisher keine Erfahrungen zu berichten hatten, als auch bei denen mit Erfahrung, größer, dies zukünftig in einem solchen Fall zu tun. Diese einerseits zurückhaltende Einstellung zu der Option des Erfahrungsaustauschs unter Konsumenten und andererseits geäußerte Bereitschaft einer zukünftigen Nutzung eines solchen Angebotes zeigt sich auch am geringen Nutzungsgrad des Internetportals sanego.de, das genau diesen Austausch von Erfahrungen zu Arzneimitteln unter Konsumenten anbietet, und dem Ergebnis, dass das Angebot einer Online-Plattform zum anonymen Austausch von Erfahrungen zu Arzneimitteln mehrheitlich begrüßt wird und Aussicht auf Nutzung hätte.

7 Schlussfolgerungen

Mit der Pharmakovigilanzrichtlinie 2010/84/EU und deren wesentlichen Änderungen im Kapitel IX der Richtlinie 2001/83/EG zur Schaffung eines Gemeinschaftskodex für Humanarzneimittel werden Patientenrechte gestärkt und der Begriff der Nebenwirkung neu und umfassender definiert. Die Teilhabe der Patienten an der Meldung von Nebenwirkungen wird ermöglicht und zusätzlich mehr Transparenz in die Arzneimittelsicherheit gebracht, da zukünftig regulatorisch abgesicherte Informationen zu Arzneimitteln aus dem Pharmakovigilanz-System verfügbar sein werden. Die behördliche Arzneimittelüberwachung, die so genannte Pharmakovigilanz, ist zweifelsfrei von grundlegender Bedeutung für die medizinisch-wissenschaftliche Risikobeurteilung eines Arzneimittels. Der Patient hat aber ein Recht auf verständliche und transparente Information. Ein erster Schritt wäre, anders als im aktuellen Verfahren der Arzneimittel-Bundesbehörden BfArM und PEI praktiziert, ein einheitlicher Aufbau von Kommunikationsplattformen, die sich auf Grund gleicher Aufgaben und mit grundsätzlich gleichen Informationsinhalten an den Konsumenten richten.

Aktuell zielt die Pharmakovigilanz auf die Meldung von schweren UAW und Verdachtsfällen auf UAW und richtet sich primär an ein ärztliches aber auch pharmazeutisches Engagement. Spätestens zum 21. Juli 2012 haben die EU-Staaten die Voraussetzungen zu schaffen, die am 31.12.2010 im Europäischen Amtsblatt veröffentlichte Richtlinie 2010/84/EU so umzusetzen, dass das verbraucherorientierte Pharmakovigilanz-System genutzt werden kann. Dies beinhaltet neben der erleichterten Meldung vermuteter Nebenwirkungen durch Patienten auch die Schaffung und Pflege eines Internetportals für Arzneimittel, das mit dem europäischen Internetportal gemäß Artikel 57 Abs. 1 Buchstabe d der Verordnung (EG) Nr. 726/2004, EudraVigilance-Datenbank, verlinkt wird und Informationszwecken der nationalen Behörden, sowie eingeschränkt pharmazeutischen Unternehmen und der Öffentlichkeit dient. Kritisch anzumerken ist in diesem Zusammenhang, dass es neben den Nebenwirkungen von Arzneimitteln auch andere Erfahrungen im Umgang mit Arzneimitteln gibt, z.B. die Erfahrungen zur pharmazeutischen Qualität, Schwierigkeiten in der Anwendung eines Arzneimittels oder auch Verständnis-, und Lesbarkeitsprobleme der Gebrauchsinformation. Diese Erfahrungen, die unmittelbar beim Konsumenten auftreten und ausschließlich seiner eigenen Bewertung unterliegen, sind ebenso bedeutsam für die rationale Anwendung und die Arzneimitteltherapiesicherheit, werden aber bislang nicht abgefragt und dokumentiert. So lange diese Erfahrungen nicht in die Pharmakovigilanz der EU einbezogen werden, bietet es sich an, entsprechende Berichtsportale einzurichten, die solche Erfahrungen sammeln und transparent machen. Unter der Voraussetzung einer strukturierten und auswertungsfähigen Datenpflege, können die Daten im Rahmen der Versorgungsforschung unter dem Aspekt der Detektion relevanter Probleme der Arzneimittelversorgung analysiert werden, um die Weiterentwicklung der Pharmakovigilanz zu begleiten. Die WHO hat im Wissen um die wichtigen ergänzenden Informationen aus Consumer Reports im Jahr 2010 ein von der EU-Kommission im 7. Forschungsrahmenabkommen (FP-7) finanziell unterstütztes Projekt gestartet, um aus dem Vergleich ein optimales System für Consumer Reporting zu empfehlen. Das Projekt mit dem Arbeitstitel „Monitoring Medicines" ist auf 3,5 Jahre ausgelegt.[66]

Da Konsumenten-Berichte künftig einen größeren Stellenwert erhalten, wird es abzuwarten bleiben, ob in Eudralex Volume 9A die Rolle des Konsumenten beispielsweise in der Spontanberichterstattung von Nebenwirkungen in Kapitel 4.3.3, das eine eingeschränkte Verpflichtung der Inhaber der Genehmigung zum Inverkehrbringen von Arzneimitteln zur regelmäßigen Sichtung von Nebenwirkungsmeldungen externer Websites beschreibt, Berücksichtigung findet. Konsequenterweise müssten zukünftig verbindlichere regulative Vorgaben zur Berücksichtigung von Konsumentenberichten im Internet gemacht werden.

Krankenkassen haben prinzipiell einen guten Zugang zu ihren Kunden und können eine Bindegliedfunktion zwischen Konsumenten und Behörden übernehmen, die zielgerichtet ausgestaltet werden sollte. Es wäre daher eine Überlegung, wenn in der nächsten Änderung der Richtlinie 2001/83/EG Krankenkassen mit einer Organisationsform, wie sie in Deutschland gegeben ist, als potenzielle Teilnehmer des Pharmakovigilanz-Systems benannt oder bei der Umsetzung der Pharmakovigilanzrichtlinie in nationales Recht Krankenkassen einbezogen würden.

Das Web 2.0 ist eine nicht mehr aufzuhaltende Entwicklung. Krankenkassen stehen auch dabei zunehmend im Wettbewerb um Kunden. Attraktive und interessante Serviceangebote bei einem weitgehend gleichen Leistungsangebot können zur Differenzierung im Markt dienen. Damit rückt das Medium Internet und das Internetprofil einer Krankenkasse in den Fokus unternehmenspolitischer Interessen. Die BundesInnungskrankenkasse Gesundheit, BIG direkt gesund, verzichtet beispielsweise weitgehend auf die Präsenz mit Betreuungs-, oder Geschäftsstellen in der Fläche und betreibt ihr Geschäft im Wesentlichen über Internet und Telefon.[67] Die von der EU-Kommission eingeleiteten Änderungen zu einer patientennahen Pharmakovigilanz können jedoch von Krankenkassen unabhängig von den regulatorischen Entwicklungen zu kundenfreundlichen Serviceangeboten ausgestaltet werden. Dies kann sowohl im Wettbewerb unter den Kassen als Differenzierungsmerkmal als auch als Beitrag der Krankenkassen zur Optimierung des Pharmakovigilanz-Systems verstanden werden. Krankenkassen können unter der Voraussetzung einer zielführenden Struktur die Kluft zwischen professioneller und unprofessioneller Meldung relevanter Erfahrungen schließen, indem dort beschäftigte Angehörige von Gesundheitsberufen eingehende Meldungen auf ihre fachliche Relevanz prüfen. Der Aspekt der Pharmakovigilanz könnte außerdem in den Herstellerrabattverträgen gemäß § 130 Abs. 8 SGB V Gegenstand von Vereinbarungen werden. Voraussetzung wäre auch hier ein adäquates Angebot einer Online gestützten Erfassung von Meldungen mit der Alternative einer papiergestützten Meldung.

Arzneimittel sind der zweitgrößte Ausgabenblock in der Gesetzlichen Krankenversicherung, und fast jeder Versicherte hat somit bei ärztlich verordneten, aber auch bei den in der Selbstmedikation erworbenen Arzneimitteln einen individuell unterschiedlichen Bedarf an Informationen zu deren Anwendung. Leistungsrechtlich und vertraglich ergeben sich regelmäßig Änderungen des verordnungsfähigen und verfügbaren Arzneimittelsortimentes, die Eingriffe in bestehende Versorgungen darstellen. Dies führt zu einem kontinuierlichen Informationsbedarf, dem sich die Kostenträger im Sinne der Kundenfreundlichkeit und Transparenz stellen müssen. Umgekehrt macht der Versicherte als Konsument von Arzneimitteln Erfahrungen, die für die Arzneimitteltherapiesicherheit und die Pharmakovigilanz im Speziellen wichtig sind. Für Krankenkassen besteht somit theoretisch ein enormes Potenzial, Themen wie Arzneimittelinformation sowie Pharmakovigilanz und Arzneimitteltherapiesicherheit sowohl im Sinne des gegebenen Informationsauftrags aufzubereiten, als auch als Differenzierungsmerkmal im Wettbewerb einzusetzen und in diesem Kontext die Kunden an diesem Gestaltungsprozess zu partizipieren. Dabei können sowohl allgemeine als auch zielgerichtete Serviceangebote für Versicherte aufgebaut werden.

Die Online-Befragung zeigt, dass der Informationssuchende in Fragen zu Arzneimitteln grundsätzlich keine Präferenz für ein spezielles Informationsangebot hat. Dominiert wird der Markt der Gesundheitsportale von kommerziellen Anbietern. Eine Sonderstellung hat das Internetangebot gesundheitsinformation.de des IQWiG, das von der Bitkom empfohlen wird und in der Befragung als Gesundheitsportal mit guten Nutzungsraten abschnitt. Die mit dem AMNOG gestärkte unabhängige Patienteninformation hat in 10 Jahren Modellversuch innerhalb der Befragung keine herausragende Rolle in der Informationsbeschaffung erreicht.

Von besonderer Bedeutung sind hingegen auch die Portale von Versandapotheken, die nach Einschätzung der Befragten als Gesundheitsportale zur Informationsbeschaffung über Arzneimittel eingestuft oder wahrgenommen werden. Außerhalb der inzwischen zahlreichen Versandapotheken haben nutzungsentgeltfreie Internetangebote der freien Wirtschaft, die sich über die Attraktivität für die Werbewirtschaft finanzieren, eine große Bedeutung. Die Nutzungshäufigkeit oder der „Klickwert" eines Internetangebotes stellt in der Internetwirtschaft einen erheblichen Unternehmenswert dar. Da nach dem Heilmittelwerbegesetz Werbung nur für nicht-verschreibungspflichtige Arzneimittel zulässig ist, kann gefolgert werden, dass Information zu Arzneimitteln auch steuernde Effekte hat. Kritisch ist daher, dass Werbung in den meisten Fällen nicht mit sachlicher Information korreliert. Die Werbung für Arzneimittel wird stets die positiven Effekte eines Arzneimittels betonen und die Gefahr von Nebenwirkungen im Rahmen des Notwendigen platzieren. Andererseits ist ein Wunsch der Versicherten nach mehr und breiterer Arzneimittelinformation durch die Krankenkasse zu erkennen. Dies schließt auch die Bereitschaft der Versicherten ein, das für Deutschland innovative und bisher von Krankenkassen nicht umgesetzte Angebot eines Erfahrungsaustauschs unter Konsumenten anzunehmen und zu nutzen. Aufbau, Struktur und Inhalte eines Meldebogens für Erfahrungsberichte von Konsumenten wurden beschrieben (Anlage).[68] Es besteht zweifelsfrei das Risiko, dass ein solcher Erfahrungsaustausch auch missbräuchlich genutzt wird. Van Hunsel et al. konnten in einer niederländischen Studie aus dem Jahr 2007 am Beispiel von Statinen belegen, dass Konsumenten mit dem Melden von Erfahrungen offensichtlich ernsthaft umgehen und wichtige ergänzende Informationen zu Nutzen und Risiken von Arzneimitteln liefern können.[69] Trotzdem werden Berichte bei IVM von Fachleuten geprüft, bevor sie im Internet beziehungsweise der Datenbank veröffentlicht werden.

Auch Krankenkassen können zur Versachlichung von Informationen beitragen. Die Techniker Krankenkasse bietet seit Januar des Jahres 2011 ihren Versicherten mit TK-ViA eine Arzneimittelübersicht der letzten zwei Jahre an, die um Hinweise der PRISCUS-Liste ergänzt wird.[70] Die PRISCUS-Liste ist eine für Deutschland adaptierte De-Beers Liste. Beide Listen führen Arzneimittel auf, die für ältere Personen kritisch sind. Die Techniker Krankenkasse gehört zu den wenigen Kassen, die regelmäßig auf Arzneimittelrisiken hinweist, beispielsweise im November des Jahres 2007 auf die Rücknahme der Zulassung von Arzneimitteln mit dem Wirkstoff Clobutinol und die den Hinweis auf die Überprüfung der Hausapotheke auf etwaige Restbestände medienwirksam transportierte.[71] Die AOKn bieten seit März des Jahres 2011 den Arzneimittelnavigator an, der Informationen rund um das

Arzneimittel zur Verfügung stellt.[72] Dieses umfasst rezeptfreie und vom Arzt verordnete Arzneimittel und steht den AOK-Versicherten in einem geschützten Bereich zur Verfügung. Ein Angebot zum Erfahrungsaustausch ist zum jetzigen Zeitpunkt noch nicht bekannt.

In Deutschland werden über 40.000 Arzneimittel regelmäßig gehandelt. Selbst gut bewertete und viel genutzte Informationsangebote zeigen Schwächen und informieren letztlich fehlerhaft, wenn die vielfältigen Änderungen und neuen Erkenntnisse nicht kontinuierlich aufbereitet und eingepflegt werden. Ein informelles Internetangebot aktuell zu halten, ist in eine große Herausforderung im Arzneimittelmarkt, in dem praktisch täglich Erkenntniszuwachs auch für bereits zugelassene Arzneimittel besteht. Informationsmanagement ist deshalb ein personalintensives Geschäft, das bei gedeckelten Verwaltungsausgaben der Krankenkassen trotz der vorhandenen fachlich qualifizierten Beschäftigten, die jedoch in andere Aufgaben eingebunden sind, unzureichend umgesetzt ist. Dies erklärt möglicherweise, warum Krankenkassen das Informationsangebot zu Arzneimitteln und vor allem die über leistungsrechtliche Aspekte hinaus gehende konkrete Information zu einzelnen Arzneimitteln bisher nicht in ihren Aufklärungsauftrag integriert haben. Der Arzneimittelnavigator der AOKn zeigt hingegen, dass Krankenkassen bestimmte Inhalte auch in Kooperation mit anderen Informationsanbietern auf dem Markt gestalten können. Dies ist demnach auch für das Angebot eines Erfahrungsportals denkbar, da es entsprechende Lösungen auf dem Markt bereits gibt.

Die Ergebnisse der eigenen Befragung belegen, dass ein gut durchdachtes Informationsmanagement zu Arzneimitteln zur verbesserten Wahrnehmung einer Krankenkasse beim Kunden beitragen kann. Ein solches Angebot kann für die Zielgruppe der Personen zwischen 25 und 55 Jahren als besonders attraktiv eingestuft werden.

Probleme mit Lesbarkeit und Verständlichkeit des Beipackzettels stellen eine wesentliche negative Erfahrung der Befragten dar. Dies ist angesichts des hohen Bildungsstandes der Befragten bemerkenswert. Die Befragung zeigt, dass der Beipackzettel dennoch neben der Information der Ärzte und Apotheker eine bedeutsame unterstützende Funktion im Gebrauch von Arzneimitteln hat. Verständnis-, oder Lesbarkeitsprobleme können somit auch die Arzneimitteltherapiesicherheit gefährden. Primär hat dies Auswirkung auf die Gesundheit der Patienten. Sekundär können daraus Behandlungskosten beispielsweise durch unnötige Krankenhausaufenthalte resultieren. Stationäre Behandlungskosten bedeuten aus Sicht der GKV Ausgaben. Steigende Ausgaben tragen wiederum das Risiko, dass Krankenkassen Zusatzbeiträge erheben müssen. Krankenkassen sollten daher Projekte und Maßnahmen, die zur Verbesserung der Lesbarkeit und zum Verständlichkeit von Beipackzettel beitragen, unterstützen. In einem Informationsportal einer Krankenkasse bietet es sich zudem an wichtige Begriffe einer Arzneimitteltherapie, beispielsweise Wechselwirkung, Nebenwirkung, Medikation oder Dauermedikation verständlich zu definieren. Ein Angebot zum Erfahrungsaustausch kann hierbei helfen, frühzeitig Probleme bei den Konsumenten zu erkennen.

In Berlin kompakt, einem Informationsdienst der BARMER GEK, werden Aussagen des stellvertretenden Bundeswahlbeauftragte für die Sozialwahlen unter der Überschrift „Selbstverwaltung – Der dritte Weg zwischen Staat und Markt" zusammengefasst.[73] Dieser Anspruch kann nach den Ergebnissen der Online-Befragung im Speziellen mit einem Arzneimittelinformationsangebot, das Nebenwirkungsmeldungen und Erfahrungsberichte zu Arzneimitteln verbindet, unterstrichen werden. Die spätestens zum 21. Juli 2012 in nationales Recht umzusetzende Pharmakovigilanzrichtlinie bietet sich hier als regulatorisch qualitätsgesichertes Angebot für sachliche Information an, über das eine Krankenkasse informieren oder gegebenenfalls verlinken kann. Dies kann dazu beitragen, dass die gewünschten Meldungen zu vermuteten Nebenwirkungen von „Patienten" häufiger erfolgen und zu einem rationalen Umgang mit Arzneimitteln beigetragen wird.

Verzeichnis der Tabellen und Abbildungen

Glossar

Missbrauch und Arzneimittelmissbrauch

Übersetzt nach der Definition aus Artikel 1 (16) der Richtlinie 2001/ 83/ EC und Eudralex Volume 9A bedeutet Missbrauch ein dauerhafter oder sporadischer beabsichtigter übergemäßer Gebrauch eines Mittels. Ist dieses Mittel ein Arzneimittel handelt es sich um den Arzneimittelmissbrauch. Diese Form der Anwendung ist von physischen oder psychologischen Effekten begleitet.

Angehörige eines Gesundheitsberufs

Nach Eudralex 9A ist im Sinne des Berichtens von vermuteten unerwünschten Arzneimittelwirkungen der HCP eine medizinisch qualifizierte Person. Dies sind Ärzte, Zahnärzte, Apotheker, Krankenpfleger und Leichenbeschauer.

Konsument

Nach Eudralex Volume 9A ist der Konsument eine Person, die kein Angehöriger eines Heilberufs ist. Das kann der Patient selbst sein oder es sind Rechtsanwälte, Freunde, sowie Eltern, Kinder oder andere Verwandte eines Patienten.

Spontanbericht (Spontaneous Report)

Der Spontanbericht ist nach der Definition in Eudralex Volume 9A eine unaufgeforderte Kommunikation oder Meldung eines Angehörigen eines Gesundheitsberufs oder Konsumenten an ein pharmazeutisches Unternehmen, einer Zulassungsbehörde oder einer anderen Organisation, beispielsweise WHO oder Giftnotrufzentrale. Die Meldung erfüllt drei Bedingungen. Sie beschreibt eine oder mehr verdächtige unerwünschte Reaktionen bei einem Patienten. Der Patient erhielt eines oder mehr Arzneimittel. Die Meldung betrifft keine UAW aus einer Studie oder einer anderen organisierten Datenerfassung.

Quellenverzeichnis

---

[1] Aktionsplan 2010-2012 zur Verbesserung der Arzneimitteltherapiesicherheit (AMTS) in

[2] Die Geschichte der Pharmazie in Kunst und Kultur" S. 231 David L. Cowen u. Wiliam H. Helfand DuMont Buchverlag Köln, 1990

[3] About UMC zu finden auf http://www.who-umc.org/DynPage.aspx?id=96979&mn1=7347&mn2=7469 gefunden am 26.04.2011

[4] Edwards IR, Lindquist M. First, Catch Your Signal! Drug Saf, 2010; 33 (4): 257-260

[5] Vorwort Volume 9A of the rules governing Medicinal products in the European Union zu finden auf http://ec.europa.eu/enterprise/pharmaceuticals/eudralex/index,htm gefunden am 8.02.2011

[6] Richtlinie 2001/83/EG des Europäischen Parlaments und des Rates vom 6. November 2001 (Abl. L 311 vom 28.11.2001, S. 67)

[7] Regulation (EC) 726/2004 des Europäischen Parlamentes und des Rates vom 31.3.2004

[8] Arzneimittelgesetz in der Fassung der Bekanntmachung vom 12. Dezember 2005 (BGBl. I S. 3394), das zuletzt durch Artikel 7 des Gesetzes vom 22. Dezember 2010 (BGBl. I S. 2262) geändert worden ist

[9] EU-Regulation 2309/93, Artikel 21 und 22, und EU-Directive 75/319/EEC, Artikel 29c und 29d

[10] Richtlinie 2010/84/EU des Europäischen Parlaments und des Rates vom 15. Dezember 2010 zur Änderung der Richtlinie 2001/83/EG zur Schaffung eines Gemeinschaftskodexes für Humanarzneimittel hinsichtlich der Pharmakovigilanz (Abl. L 348 vom 31.12.2010, S. 74), in Kraft getreten am 20.01.2011, umzusetzen bis zum 21.07.2012

[11] Richtlinie 65/65/EWG des Rates vom 26. Januar 1965 zur Angleichung der Rechts- und Verwaltungsvorschriften über Arzneispezialitäten (Abl. Nr. 022 vom 9.02.1965, S. 0369 – 0373)

[12] Erice Declaration on Communicating Information on Drug Safety, International Conference on Developing Effective Communication in Pharmacovigilance, various sponsors including WHO, 1997 zu finden auf http://www.prescrire.org/docus/ericeEn.pdf gefunden am 27.4.2011

[13] „EU citizens get a voice in pharmacovigilance", Statement HAI - Europe, 30. September 2010 zu finden auf http://haieurope.org/wp-content/uploads/2010/12/30-Sep-2010-Statement-EU-patients-get-a-voice-in-pharmacovigilance.pdf gefunden am 27.4 2011

[14] Consumer Reporting – Anforderungen an einen adaptierten Berichtsbogen für die Meldung unerwünschter Arzneimittelwirkungen und andere Ereignisse durch die Anwender - unveröffentlichte Projektarbeit von Stefan Prüller vorgelegt der Charité-Universitätsmedizin Berlin am 25. Mai 2010

[15] UAW-Meldebogen der AkdÄ zu finden unter http://www.akdae.de/Arzneimittelsicherheit/UAW-Meldung/Info/UAW-Bogen.html gefunden am 21.02.2011

[16] Deutsches Ärzteblatt, Jg. 107, Heft 30, 30.07.2010

[17] http://www.bfarm.de/DE/Pharmakovigilanz/form/functions/formpv-node.html gefunden am 5.05.2011

[18] „Meldung von unerwünschten Arzneimittelwirkungen unter Einbeziehung von Krankenkassen" unveröffentlichte Projektarbeit von Stefan Prüller vorgelegt der Charité Universitätsmedizin am 12.10.2009

[19] Public EMEA/ 14610/04/Final zu finden auf http://www.ema.europa.eu/docs/en_GB/document_library/Other/2010/10/WC500097687.pdf S. 4-5 gefunden am 19.02.2011

[20] Patientenbeteiligungsverordnung vom 19. Dezember 2003 (BGBl. I S. 2753), die durch Artikel 457 der Verordnung vom 31. Oktober 2006 (BGBl. I S. 2407) geändert worden ist

[21] http://www.gbe-bund.de/oowa921-install/servlet/oowa/aw92/dboowasys921.xwdevkit/xwd_init?gbe.isgbetol/xs_start_neu/&p_aid=i&p_aid=68134571&nummer=304&p_sprache=D&p_indsp=-&p_aid=63239983 gefunden am 15.02.1011

[22] http://www.bmg.bund.de/fileadmin/redaktion/pdf_statistiken/krankenversicherung/KM1_2010_Januar_Dezember.pdf gefunden am 21.02.2011

[23] Gesetz zur Sicherung und Strukturverbesserung der gesetzlichen Krankenversicherung (GKV) vom 21.12.1992 (BGBl I 1992 S. 2266)

[24] Gesetz zur Stärkung des Wettbewerbs in der gesetzlichen Krankenversicherung (GKV-Wettbewerbsstärkungsgesetz – GKV-WSG vom 26.3.2007 (BGBl I Ausgabe Nr. 11 vom 30. März 2007)

[25] Artikel 46 Abs. 10 GKV-WSG

[26] http://wido.de/fileadmin/wido/downloads/pdf_wido_monitor/wido_mon_ausg2-2006_1006.pdf gefunden am 6.03.2011

[27] http://www.welt.de/wirtschaft/article12809443/Mitgliederverluste-zwingen-DAK-zum-Stellenabbau.html gefunden am 23.4.2011

[28] http://www.msr.de/News-Details.aspx?newsid=608 gefunden am 13.02.2011

[29] Aktionsplan 2010-2012 zur Verbesserung der Arzneimitteltherapiesicherheit (AMTS) in Deutschland S. 4 www.bmg-bund.de

[30] Ergebnisprotokoll der Sitzung der AG Arzneimitteltherapiesicherheit (AMTS) am 07. Februar 2011 in Bonn TOP 3 zu finden auf http://www.aktionsbuendnis-patientensicherheit.de/apsside/11-02-07%20AG%20AMTS%20Protokoll%20mit%20TN-Liste.pdf

[31] Memorandum zur Entwicklung der Forschung auf dem Gebiet der Arzneimitteltherapiesicherheit; Entwurfsfassung vom 8.02.2011, S. 5

[32] Glaeske, G.; Janhsen, K. (2001) GEK-Arzneimittel-Report 2001, GEK Schriftenreihe zur Gesundheitsanalyse, Bd. 20, St. Augustin; Asgard

[33] Glaeske, Gerd; Schicktanz, Christel (2010). BARMER GEK Arzneimittel-Report 2010, BARMER GEK, Schriftenreihe zur Gesundheitsanalyse, Bd. 2, St. Augustin: Asgard

[34] http://www.frauengesundheit-nrw.de/ges_them/wechsel/Ratgeber_gek.pdf gefunden am 12.03.2011

[35] Heilmittelwerbegesetz in der Fassung der Bekanntmachung vom 19. Oktober 1994 (BGBl. I S. 3068), das zuletzt durch Artikel 2 des Gesetzes vom 26. April 2006 (BGBl. I S. 984) geändert worden ist

[36] http://www.epha.org/a/3925 gefunden am 21.02.2011

[37] Richard L. Kravitz Influence of Patients' Requests for Direct-to-Consumer Advertised Antidepressants JAMA. 2005;293(16):1995-2002. doi: 10.1001/jama.293.16.1995

[38] http://www.fda.gov/downloads/Drugs/GuidanceComplianceRegulatoryInformation/EnforcementActivitiesbyF-DA/WarningLettersandNoticeofViolationLetterstoPharmaceuticalCompanies/UCM166071.pdf gefunden am 20.3.2011

[39] http://www.fda.gov/downloads/Drugs/GuidanceComplianceRegulatoryInformation/Enforce

mentActivitiesbyF-
DA/WarningLettersandNoticeofViolationLetterstoPharmaceuticalCompanies/UCM166248.pd f gefunden am 20.3.2011

[40] http://www.holtzbrinck.com/artikel/793457&s=de gefunden am 6.03.2011

[41] http://www.prognos.com/fileadmin/pdf/publikationsdatenbank/Prognos_Studie_Patienteninformation_dt.pdf gefunden am 5.03.2011

[42] Accuracy of drug advertisements in medical journals under new law regulating the marketing of pharmaceutical products in Switzerland; Macarena Gonzales Santiago et al.; BMC Medical Informatics and Decision Making 2008, 8:61 doi:10.1186/1472-6947-8-61 zu finden auf http://www.fda.gov/downloads/Drugs/GuidanceComplianceRegulatoryInformation/EnforcementActivities-byFDA/WarningLettersandNoticeofViolationLetterstoPharmaceuticalCompanies/UCM166248.pdf gefunden am 20.3.2011

[43] http://www.bertelsmann-stiftung.de/cps/rde/xbcr/SID-A2DDC5C7-DAEC5FB5/bst/xcms_bst_dms_29198_29199_2.pdf gefunden am 11.04.2011

[44] http://www.sanego.de gefunden am 19.03.2011

[45] http://www.sanego.de/FAQ#sponsoring gefunden am 5.03.2011

[46] Quelle Destatis

[47] Mitgliederstatistik interne Zahlen

[48] http://www.destatis.de/jetspeed/portal/cms/Sites/destatis/Internet/DE/Content/Publikationen/STATmagazin/Bevoelkerung/2010__10/Bidlungsstand.psml gefunden am 20.3.2011

[49] Befragten, die angaben, das Internet nicht zur Informationsbeschaffung über Arzneimittel nutzen, wurde diese Frage nicht gestellt.

[50] Information zum Gesundheitsportal – LineQuest

[51] http://www.bitkom.org/files/documents/BITKOM-Presseinfo_Gesundheit_im_Web_16_12_2010.pdf gefunden am 16.12.2010

[52] Ammenwerth E, Hörbst A. Qualitätskriterien für Gesundheitsportale. Zwischenbericht. Erstellt im Auftrag des Bundesministeriums für Gesundheit, Familie und Jugend, Wien. Hall in Tirol: UMIT. Oktober 2007

[53] http://www.medknowledge.de/patienten/gesundheitsportale.htm gefunden am 7.01. 2011

[54] http://www.test.de/themen/gesundheit-kosmetik/test/Gesundheitsportale-Die-besten-Infos-im-Netz-1780855-1781928/ gefunden am 7.01.2011

[55] http://www.netdoktor.de/Medikamente/Faktu-r-akut-Salbe-mit-Bu-100008374.html gefunden am 6.01.2011

[56] http://www.netdoktor.de/Medikamente/HAEMO-Exhirud-r-Bufexamac-100009781.html gefunden am 6.01.2011

[57] http://www.test.de/themen/gesundheit-kosmetik/test/Gesundheitsportale-Die-besten-Infos-im-Netz-1780855-1781928/ gefunden am 7.01.2011

[58]

http://www.bfarm.de/cln_103/DE/Pharmakovigilanz/risikoinfo/functions/2010/risikoinfo-2010-node.html?gtp=1013946_list%253D1 gefunden am 6.03.2011

[59] http://www.pei.de/cln_170/nn_163032/DE/infos/patienten/am-sik-pat/archiv-sik-pat/archiv-sik-node.html?__nnn=true gefunden am 10.03.2011

[60] http://www.pharmnet-bund.de/dynamic/de/index.html gefunden am 12.02.2011

[61] https://portal.dimdi.de/websearch/servlet/FlowController/Documents-display#__DEFANCHOR__ Recherche „Herceptin" am 12.02.2011

[62] Kohlmann CW, Egloff B, Hock M. Gender Differences in Coping Strategies in Students from Germany and the USA (2002). In G. Weidner, M. Kopp & M. Kristenson (Eds.), Heart Disease: Environment, stress, and gender (pp. 275-283). Amsterdam: IOS Press

[63] Arora NK, McHorney CA. Patient preferences for medical decision making: who really wants to participate? Med Care 2000;38(3):335–41

[64] http://wido.de/fileadmin/wido/downloads/pdf_arzneimittel/wido_arz_presse-mat53_1005.pdf gefunden am 27.02.2011

[65] Schaefer M., Räuscher E., Hiemer U. Wie gut verstehen Laien pharmazeutische Fachbegriffe? Pharmazeutische Zeitung 49/2009 zu finden auf http://www.pharmazeutische-zei-

tung.de/index.php?id=31863&no_cache=1&sword_list[0]=befragung&sword_list[1]=beipackzettel gefunden am 27.02.2011

[66] „New international collaboration for safer use of medicines and better patient care" Newsletter 2 2010 S. 16,17 zu finden auf

http://www.who.int/medicines/publications/newsletter/2010news2_1.pdf gefunden am 27.04.2011

[67] https://www.big-direkt.de/rechtliches/anbieterkennung.html

[68] „Consumer Reporting – Anforderungen an einen adaptierten Berichtsbogen für die Meldung unerwünschter Arzneimittelwirkungen und andere Ereignisse durch die Anwender“ unveröffentlichte Projektarbeit von Stefan Prüller vorgelegt der Charité Universitätsmedizin am 25.05.2010

[69] Van Hunsel F, Passier A, van Grootheest K. Comparing patients' and healthcare professionals' ADR reports after media attention: the broadcast of a Dutch television programme about the benefits and risks of statins as an example Br J Clin Pharmacol. 2009 May; 67(5):558-64. Epub 2009 Feb 26.

[70] http://www.presseportal.de/pm/6910/1754142/tk_techniker_krankenkasse/rss

[71] http://www.welt.de/gesundheit/article1342421/Hausapotheken_enthalten_gefaehrliche_Hustenmittel.html gefunden am 12.03.2011

[72] http://www.aok-bv.de/presse/pressemitteilungen/2011/index_05642.html

[73] Berlin kompakt Nr.3 11. März 2011 Redaktion BARMER GEK zu finden auf http://www.barmer-gek.de/barmer/web/Portale/Versicherte/UeberUns/Sozialwahl2011/VP__Symposion_20am_2002__03__2011/Berlin_20kompakt,property=Data.pdf gefunden am 19.03.2011

Anlagen

Online-Fragebogen

Herzlich Willkommen zur Befragung!

Ihr Geschlecht?

- weiblich
- männlich

Ihr Alter?

[ ] Jahre

Welche Schule haben Sie zuletzt besucht bzw. welchen (Schul-)Abschluss haben Sie?

- Hauptschule ohne Lehre (POS 8. Klasse ohne Lehre)
- Hauptschule mit Lehre (POS 8. Klasse mit Lehre)
- weiterführende Schule ohne Abitur (POS 10. Klasse)
- Abitur, Hochschulreife
- Studium (Universität, Akademie, Fachhochschule)

- keine Angabe

In welchem Bundesland wohnen Sie überwiegend?

- Baden-Württemberg
- Bayern
- Berlin
- Brandenburg
- Bremen
- Hamburg
- Hessen
- Mecklenburg-Vorpommern
- Niedersachsen
- Nordrhein-Westfalen
- Rheinland-Pfalz
- Saarland
- Sachsen
- Sachsen-Anhalt
- Schleswig-Holstein
- Thüringen

Wie häufig wenden Sie Arzneimittel an?

- nie
- nur im Ausnahmefall
- bei Bedarf, aber eher selten
- bei Bedarf, aber eher häufiger
- regelmäßig

In welchen Situationen nutzen Sie die Packungsbeilage eines Arzneimittels als Informationsquelle?

Bitte kreuzen Sie die Antwort an, die am ehesten auf Sie persönlich zutrifft.

- ○ immer
- ○ überwiegend bei neuen Arzneimitteln
- ○ überwiegend bei selbst gekauften Arzneimitteln
- ○ überwiegend bei ärztlich verordneten Arzneimitteln
- ○ im Bedarfsfall bei aktuellen Fragen
- ○ nie

Was trifft bei ärztlich verschriebenen Arzneimitteln auf Sie zu?

Es sind maximal 2 Nennungen möglich.

- ☐ Ich vertraue darauf, dass der Arzt mögliche Nebenwirkungen bei der Verordnung berücksichtigt hat, und nehme die Arzneimittel ein.
- ☐ Ich nehme die Arzneimittel ein, weil ich aus Erfahrung weiß, dass nicht jede genannte Nebenwirkung bei jedem Anwender auftreten muss.
- ☐ Ich entscheide nach dem Lesen der Packungsbeilage selbst, ob ich das Arzneimittel anwende.
- ☐ Ich lese die Packungsbeilage erst, wenn ich Nebenwirkungen durch das Arzneimittel vermute.
- ☐ Ich lese die Packungsbeilage nicht.

Was trifft bei selbst gekauften Arzneimitteln auf Sie zu?

Es sind maximal 2 Nennungen möglich.

- ☐ Ich vertraue darauf, dass der Apotheker mich bei der Abgabe des Arzneimittels über alles informiert hat, und nehme die Arzneimittel ein.
- ☐ Ich nehme die Arzneimittel ein, weil ich aus Erfahrung weiß, dass nicht jede genannte Nebenwirkung bei jedem Anwender auftreten muss.
- ☐ Ich entscheide nach dem Lesen der Packungsbeilage selbst, ob ich das Arzneimittel anwende.
- ☐ Ich lese die Packungsbeilage erst, wenn ich Nebenwirkungen durch das Arzneimittel vermute.
- ☐ Ich lese die Packungsbeilage nicht.

Nutzen Sie das Internet, um sich bei Bedarf über Arzneimittel zu informieren?

- ○ ja, häufig
- ○ ja, gelegentlich
- ○ ja, aber eher selten
- ○ nein, käme aber künftig für mich infrage
- ○ nein, weil ich mich gut genug informiert fühle

Nutzen Sie den Internetauftritt der BARMER GEK, um Informationen über Arzneimittel zu bekommen?

- ○ ja
- ○ nein

Welche der folgenden Portale nutzen Sie, um sich über Arzneimittel zu informieren?

Mehrfachnennungen sind möglich.

- ☐ sanego.de
- ☐ gesundheitsinformation.de
- ☐ netdoktor.de
- ☐ onmeda.de
- ☐ kompetenznetze-medizin.de
- ☐ g-ba.de
- ☐ unabhaengige-patientenberatung.de
- ☐ andere, und zwar ____________
- ☐ Ich nutze kein bestimmtes Portal.

Ich würde es begrüßen, wenn meine Krankenkasse umfassender über Medikamente und ihre Anwendung informieren würde.

- ○ trifft voll und ganz zu
- ○ trifft eher zu
- ○ trifft eher nicht zu
- ○ trifft überhaupt nicht zu

Über welche Erfahrungen mit Arzneimitteln könnten Sie persönlich berichten?

Mehrfachnennungen sind möglich.

- ☐ unerwünschte Nebenwirkungen
- ☐ Lesbarkeit bzw. Verständnis der Packungsbeilage
- ☐ Schwierigkeiten beim Gebrauch
- ☐ unerwartete oder veränderte Wirkung
- ☐ offensichtliche Mängel des Arzneimittels
- ☐ erfolgter Austausch eines vom Arzt verordneten Arzneimittels durch die Apotheke
- ☐ keine
- ☐ Sonstige, und zwar ____________

Hatten Sie schon einmal eine aus Ihrer Sicht berichtenswerte Erfahrung beim Gebrauch eines Arzneimittels?

- ○ ja
- ○ nein
- ○ weiß nicht

Wem haben Sie mitgeteilt, dass Sie Probleme mit der Anwendung eines Arzneimittels hatten?

Mehrfachnennungen sind möglich.

- [ ] behandelnde/r Ärztin/Arzt
- [ ] meiner Apothekerin/ meinem Apotheker
- [ ] Hersteller des Arzneimittels
- [ ] meiner Krankenkasse
- [ ] unabhängige Verbraucherberatung
- [ ] anderen Konsumenten des Arzneimittels
- [ ] Arzneimittelzulassungsbehörde
- [ ] keinem
- [ ] Sonstigen, und zwar ____________

Wem würden Sie künftig mitteilen, dass Sie Probleme mit der Anwendung eines Arzneimittels hatten?

Es sind maximal 3 Nennungen möglich.

- [ ] behandelnde/r Ärztin/Arzt
- [ ] meiner Apothekerin/ meinem Apotheker
- [ ] Hersteller des Arzneimittels
- [ ] meiner Krankenkasse
- [ ] unabhängige Verbraucherberatung
- [ ] anderen Konsumenten des Arzneimittels
- [ ] Arzneimittelzulassungsbehörde
- [ ] keinem
- [ ] Sonstigen, und zwar ____________

Wem würden Sie mitteilen, dass Sie Probleme mit der Anwendung eines Arzneimittels hatten?

Es sind maximal 3 Nennungen möglich.

- ☐ behandelnde/r Ärztin/Arzt
- ☐ meiner Apothekerin/ meinem Apotheker
- ☐ Hersteller des Arzneimittels
- ☐ meiner Krankenkasse
- ☐ unabhängige Verbraucherberatung
- ☐ anderen Konsumenten des Arzneimittels
- ☐ Arzneimittelzulassungsbehörde
- ☐ keinem
- ☐ Sonstigen, und zwar ____________

Was halten Sie von einem Erfahrungsaustausch zu Arzneimitteln unter Konsumenten?

- ○ finde ich sehr gut
- ○ finde ich gut
- ○ ist wenig hilfreich
- ○ gar nichts

Angenommen die BARMER GEK würde in ihrem Internetauftritt eine Online-Plattform zum anonymen Erfahrungsaustausch zu Arzneimitteln unter Konsumenten anbieten. Würden Sie das Angebot nutzen?

- ○ ja
- ○ nein

Vielen Dank für Ihre Teilnahme!

Jetzt brauchen Sie den Fragebogen nur noch senden.

Entwurf eines Meldebogens für Erfahrungen mit Arzneimitteln

Diese Angaben beziehen sich auf die Person, die die Arzneimittel eingenommen hat und über deren Erfahrung berichtet wird.

Fragen mit * müssen ausgefüllt werden.

Betroffener

1. Frage*

Geben Sie bitte die Initialen des Betroffenen an

Erster Buchstabe Nachname / erster Buchstabe Vorname

2. Frage*

Geben Sie bitte das Geburtsdatum des Betroffenen an

Format dd.mm.jjjj

3. Frage*

Welches Geschlecht hat der Betroffene?

Mann /Frau/ Anderes

*Verweis auf Frage 4, wenn hier Frau angegeben wird. Sonst weiter mit Frage 5**Fehler! Verweisquelle konnte nicht gefunden werden.***

4. Frage

Ist die Betroffene schwanger?

Ja/ Nein

Erfahrung/ Ereignis

5. Frage*

Worüber wollen Sie berichten? *Hinweis: Es gehen mehrere Meldungen.*

Nebenwirkung des Arzneimittels *Weiterleitung auf Fragen 6 bis 8*

Praktischen Gebrauch des Arzneimittels *Weiterleitung auf Fragen 9 bis 11*

Verfügbarkeit und Verordnung des Arzneimittels *Weiterleitung auf Fragen 12 bis 14*

Wirkung des Arzneimittels *Weiterleitung auf Fragen 15 bis 17*

Aut-idem Austausch oder Substitution *Weiterleitung auf Fragen 18 bis 20*

Qualitative Mängel des Arzneimittels *Weiterleitung auf Frage*

6. Frage*

Wie ist die Nebenwirkung zu beschreiben?

Es wurde eine unangenehme Nebenwirkung erfahren.

Es wurde eine schwerwiegende Nebenwirkung erfahren. **/***

Es wurde eine positive Nebenwirkung erfahren.

Andere Beschreibung

**Verweisfragen Nebenwirkung mit Weiterleitung auf UAW-Bogen Arzt/ BfArM

***Definition schwerwiegende Nebenwirkung

7. Frage*

Beschreibung der Nebenwirkung mit eigenen Worten.

Freitext

Hinweis: Dieser Freitext wird im Erfahrungsportal dargestellt.

8. Frage*

Wie stark wurde die Nebenwirkung empfunden?

sehr stark (- -)

stark (-)

eher schwach (+)

gar nicht (0)

9. Frage*

Welche praktischen Probleme mit einem Arzneimittel wollen Sie beschreiben?

Verpackung

Darreichungsform

Lesbarkeit der Gebrauchsinformation

Verwendbarkeit nach Anbruch

Geschmack, Geruch

Einnahmevorschriften

Andere

10. Frage*

Beschreiben Sie die praktischen Probleme mit eigenen Worten.

Freitext

Hinweis: Dieser Freitext wird im Erfahrungsportal dargestellt.

11. Frage*

Wie stark beeinträchtigen die praktischen Probleme?

gar nicht (0)

stark (-)

Sehr stark (- -)

---

12. Frage*

Was wollen Sie über die Verfügbarkeit oder Verordnungserfahrungen melden?

Arzneimittel ist nicht mehr auf dem Markt

Arzneimittel ist noch nicht auf dem Markt

Arzneimittel muss von Apotheke extra bestellt werden

Arzneimittel wird vom Arzt nicht verschrieben

Arzneimittel wird vom Arzt auf Privatrezept verordnet

Arzneimittel ist nur eingeschränkt in der GKV verordnungsfähig

Arzneimittel ist in der GKV nicht verordnungsfähig

Arzneimittel wird von der Apotheke gegen ein anderes ausgetauscht

Arzneimittel ist ohne Zuzahlung erhältlich

Arzneimittel wird mit Zuzahlung abgerechnet

Arzneimittel ist über dem Festbetrag und verursacht Mehrkosten

Arzneimittel ist nur im Zweitmeinungsverfahren verordnungsfähig

Anderes

13. Frage*

Beschreiben Sie Verfügbarkeit und Verordnungserfahrungen mit eigenen Worten.

Freitext

Hinweis: Dieser Freitext wird im Erfahrungsportal dargestellt.

14. Frage*

Wie stark beeinträchtigen die Erfahrungen zu Verfügbarkeit und Verordnung des Arzneimittels?

Gar nicht (0)

stark (-)

sehr stark (- -)

15. Frage*

Wie würden Sie die Wirkung des Arzneimittels beschreiben?

Das Arzneimittel hat nicht gewirkt.

Das Arzneimittel hat kaum gewirkt.

Das Arzneimittel hat gut gewirkt.

Das Arzneimittel hat sehr gut gewirkt.

Das Arzneimittel hat anders als sonst gewirkt.

Andere Beschreibung

16. Frage*

Beschreibung der Wirkung mit eigenen Worten.

Freitext

Hinweis: Dieser Freitext wird im Erfahrungsportal dargestellt

17. Frage*

Wie wurde die Wirkung empfunden?

Sehr positiv (+ +)

Positiv (+)

Gar nicht (0)

Negativ (-)

Sehr negativ (- -)

18. Frage*

Welche Erfahrung bei einem aut-idem Austausch (Substitution) des Arzneimittels wollen Sie melden?

Substitution hat sich nicht ausgewirkt.

Substitutionsarzneimittel hat nicht gewirkt.

Substitutionsarzneimittel hat schlechter gewirkt.

Substitutionsarzneimittel hatte Nebenwirkung.

Anderes

19. Frage*

Beschreibung der Substitutionserfahrung mit eigenen Worten.

Freitext

Hinweis: Dieser Freitext wird im Erfahrungsportal dargestellt.

20. Frage*

Wie stark hat die Substitution die Therapie beeinträchtigt?

Gar nicht (0)

stark (-)

sehr stark (- -)

21. Frage*

Welche Qualitätsmängel wollen Sie melden? **

Mängel der Behältnisse und äußeren Umhüllungen

Mängel der Arzneiform

Mängel der Kennzeichnung und der Gebrauchsinformation

Verdacht auf Arzneimittelfälschung

Andere

**Verweisfrage auf Meldung durch Angehörige eines Gesundheitsberufs hier Apotheke

Bitte bewahren Sie das Arzneimittel auf und stellen Sie es der Apotheke zur weiteren Bearbeitung der Meldung zur Verfügung.

Arzneimittel

22. Frage*

Arzneimittelname mit Zulassungsnummer (bei Selektionssuchfeld setzt das Verknüpfung mit PharmNet.Bund voraus)

23. Frage*

Woher stammt das Arzneimittel?

Apotheke vor Ort

Versandapotheke

Inland

Ausland

Andere

Angaben zum Meldenden

24. Frage

Sie melden eine Erfahrung bei der BARMER GEK. Haben Sie die Erfahrung schon anderen berichtet?

Arzt

Apotheker

Pharmazeutischem Unternehmer

Andere

25. Frage*

Sind Sie mit einem Rückruf einverstanden?

Ja/ Nein

Hinweis: Ja ruft Fragen 26 und 27 auf. Nein führt mit Frage 28 weiter.

26. Frage wenn 25 ja

Geben Sie bitte Ihre Telefonnummer an.

27. Frage wenn 25 ja

Angaben zu Ihrer Person

Name

Vorname

PLZ Wohnort

28. Frage*

Wünschen Sie eine Bestätigung, dass Ihre Meldung entgegengenommen wurde?

Ja/ Nein

Hinweis: Ja ruft Frage 29 auf.

29. Frage* wenn 28 ja

Geben Sie bitte Ihre E-Mail Adresse an

Die BARMER GEK dankt Ihnen für die Meldung der Erfahrungen zur Anwendung von Arzneimitteln. Ihre geschilderten Erfahrungen werden durch Experten der BARMER GEK bewertet und in 14 Tagen im Erfahrungsportal veröffentlicht.

Datenschutzhinweis

SCHRIFTENREIHE MASTERSTUDIENGANG CONSUMER HEALTH CARE

herausgegeben von Prof. Dr. Marion Schaefer

ISSN 1869-6627

1 *Lena Harmann*
Patienteninformation und Shared Decision Making im Lichte des Publikumswerbeverbotes für verschreibungspflichtige Arzneimittel
ISBN 978-3-8382-0056-9

2 *Janna K. Schweim*
Untersuchungen zum Arzneimittelversandhandel aus Verbrauchersicht
ISBN 978-3-8382-0071-2

3 *Ansgar Muhle*
Deutsche Gesundheitsportale im Netz
Kritische Einschätzung anhand der gängigen Qualitätssiegel
ISBN 978-3-8382-0086-6

4 *Elizabeth Storz*
Psychopharmakamarkt in Deutschland
Eine Untersuchung zu den Strukturveränderungen durch das Arzneiversorgungs-Wirtschaftlichkeitsgesetz (AVWG)
ISBN 978-3-8382-0109-2

5 *Ursula Sellerberg*
Heilpflanzen-Datenbanken im Internet
Eine kritische Untersuchung anhand verbraucherrelevanter Kriterien
ISBN 978-3-8382-0092-7

6 *Rüdiger Kolbeck*
Arzneimittelfälschungen auf globaler und nationaler Ebene
Eine Studie über das Problembewusstsein bei Patienten und Experten
ISBN 978-3-8382-0155-9

7 *Silke Lauterbach*
Das diabetische Fußsyndrom
Ein Ratgeber zur Identifizierung von Risikopatienten in der Apotheke
ISBN 978-3-8382-0182-5

8 *Judith Rommerskirchen*
Die Arzneimittelrabattverträge der gesetzlichen Krankenversicherungen
Eine Studie über Probleme bei ihrer Umsetzung an der Schnittstelle von Arzt und Apotheker
ISBN 978-3-8382-0253-2

9 *Verena Purrucker*
Möglichkeiten und Grenzen von Franchisesystemen in der zahnärztlichen Versorgung in Deutschland
ISBN 978-3-8382-0186-3

10 *Stefan Prüller*
Zu Risiken und Nebenwirkungen:
Konsumentenberichte über unerwünschte Arzneimittelwirkungen als Chance für Krankenkassen
ISBN 978-3-8382-0318-8

Abonnement

Hiermit abonniere ich die **Schriftenreihe Masterstudiengang Consumer Health Care (ISSN 1869-6627),** herausgegeben von Prof. Dr. Marion Schaefer,

❒ ab Band # 1

❒ ab Band # ___

❒ Außerdem bestelle ich folgende der bereits erschienenen Bände:
#___, ___, ___, ___, ___, ___, ___, ___, ___, ___, ___, ___

❒ ab der nächsten Neuerscheinung

❒ Außerdem bestelle ich folgende der bereits erschienenen Bände:
#___, ___, ___, ___, ___, ___, ___, ___, ___, ___, ___, ___

❒ 1 Ausgabe pro Band ODER ❒ ___ Ausgaben pro Band

Bitte senden Sie meine Bücher zur versandkostenfreien Lieferung innerhalb Deutschlands an folgende Anschrift:

Vorname, Name: ______________________________

Straße, Hausnr.: ______________________________

PLZ, Ort: ______________________________

Tel. (für Rückfragen): ________________ *Datum, Unterschrift:* ________________

Zahlungsart

❒ *ich möchte per Rechnung zahlen*

❒ *ich möchte per Lastschrift zahlen*

bei Zahlung per Lastschrift bitte ausfüllen:

Kontoinhaber: ______________________________

Kreditinstitut: ______________________________

Kontonummer: ________________ Bankleitzahl: ________________

Hiermit ermächtige ich jederzeit widerruflich den ***ibidem***-Verlag, die fälligen Zahlungen für mein Abonnement der **Schriftenreihe Masterstudiengang Consumer Health Care** von meinem oben genannten Konto per Lastschrift abzubuchen.

Datum, Unterschrift: ______________________________

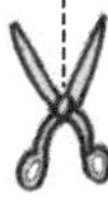

Abonnementformular entweder **per Fax** senden an: **0511 / 262 2201** oder 0711 / 800 1889
oder als **Brief** an: ***ibidem***-Verlag, Julius-Leber Weg 11, 30457 Hannover oder
als e-mail an: ibidem@ibidem-verlag.de

***ibidem*-Verlag**

Melchiorstr. 15

D-70439 Stuttgart

info@ibidem-verlag.de

www.ibidem-verlag.de
www.ibidem.eu
www.edition-noema.de
www.autorenbetreuung.de

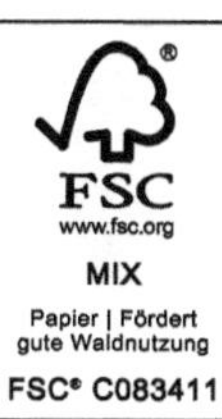

Zeitfracht Medien GmbH
Ferdinand-Jühlke-Straße 7
99095 Erfurt, Deutschland
produktsicherheit@kolibri360.de